职业教育改革与创新系列教材

职业健康与安全教育

第 2 版

主　编　何婉亭　赵计平
副主编　黄　海　张
参　编　李　雷　陈
　　　　王志强　马
　　　　刘大均　刘康勇

机械工业出版社

本书借鉴了国际职业教育的先进教学理念，突出了"以行业需求为导向、以能力为本位、以学生为中心"的原则，根据 GB/T 45001—2020《职业健康安全管理体系 要求及使用指南》，把行业安全标准作为专业课程教学目标和鉴定标准来组织教材内容，全书分为 5 个项目，着重介绍了员工在工作中应尽的职业健康与安全职责、辨识危险源和评价风险、实施事故预防与风险控制措施、执行应急救援程序、工伤事故赔偿等方面的知识和应用能力。针对学生的学习特征设计教学活动，将教学活动与模拟或真实的工作场所相融合，将动态的教学鉴定与教学评估相结合，做到"动中学、学中练、练中用"，培养读者树立职业健康与安全的意识。

本书可作为各类职业院校、职业本科院校相关专业的教学用书，也可用作企业员工的培训教学材料。

本书配有电子课件、视频等信息化资源，便于读者自主学习、提高学习效率，读者可通过手机扫码观看视频内容。凡使用本书作为教材的教师，可登录机械工业出版社教育服务网（www.cmpedu.com）注册后免费下载，咨询电话：010-88379375。

图书在版编目（CIP）数据

职业健康与安全教育/何婉亭，赵计平主编. —2 版. —北京：机械工业出版社，2023.12
职业教育改革与创新系列教材
ISBN 978-7-111-74042-1

Ⅰ.①职… Ⅱ.①何… ②赵… Ⅲ.①劳动卫生-高等职业教育-教材 ②劳动安全-高等职业教育-教材 Ⅳ.①R13②X92

中国国家版本馆 CIP 数据核字（2023）第 191378 号

机械工业出版社（北京市百万庄大街22号 邮政编码100037）
策划编辑：葛晓慧　　　　　责任编辑：葛晓慧
责任校对：牟丽英　张　薇　责任印制：李　昂
北京新华印刷有限公司印刷
2023 年 12 月第 2 版第 1 次印刷
184mm×260mm · 10 印张 · 246 千字
标准书号：ISBN 978-7-111-74042-1
定价：34.90 元

电话服务　　　　　　　　　网络服务
客服电话：010-88361066　　机　工　官　网：www.cmpbook.com
　　　　　010-88379833　　机　工　官　博：weibo.com/cmp1952
　　　　　010-68326294　　金　书　网：www.golden-book.com
封底无防伪标均为盗版　机工教育服务网：www.cmpedu.com

前 言

本书根据 GB/T 45001—2020《职业健康安全管理体系 要求及使用指南》，把行业安全标准作为专业课程教学目标和鉴定标准，组织教材内容，培养学生的职业健康安全危险意识、职责意识、规范意识、诚信意识，使学生能够履行好维护安全的责任和义务。

本书为活页式、数字化教材，编写中借鉴国际职业教育的先进教学理念，突出了"以行业需求为导向、以能力为本位、以学生为中心"的原则，具有以下特点：

1）依据国家职业健康安全管理体系的要求确定教学目标和教学内容。对接行业企业的职业安全规范，精心选取核心知识点和技能点，强调知识够用为度。

2）本书贯穿"动中学、学中练、练中用"的教学活动。教学活动环境主要设置在模拟或真实的工作场所，学生通过"动中学"活动将知识与技能进行有机交融；通过模拟等学习活动知晓职业健康与安全的法律法规、员工应享受的职业健康安全权利和应尽义务、职业健康与安全的操作规范；通过小组活动培养学生与人交流、团队合作等关键通识能力；通过案例分析、任务驱动等学习活动培养分析解决问题的能力等，使学生主动参与到学习过程中，培养学生的职业健康安全意识。

3）本书配备课件、视频、动画、微课等信息化资源，有效解决学生弹性学习问题，帮助学生迅速上手、建立学习自信。书中相应任务编制了工作页，引导学生熟悉行业安全规范，帮助学生提升职业技能。

4）本书体例编排合理、梯度明确、文字准确流畅、图文并茂；开发了教学评估工具，利于教师和学生及时评估教学质量，分析教学存在的问题，调整教学计划和教学方法，满足学生学习需求。

职业健康与安全教育是工学结合课程的第一门必修课程，建议学时为40学时。

本书由重庆工业职业技术学院何婉亭、赵计平担任主编，由重庆工程职业技术学院黄海和重庆工业职业技术学院张晋源担任副主编。项目1任务1.1由重庆工业职业技术学院李雷编写，任务1.2由重庆工业职业技术学院陈磊编写，项目2、项目3任务3.1由黄海编写，项目3任务3.2由张晋源编写，项目3任务3.3由重庆工业职业技术学院王志强编写，项目3任务3.4由重庆电讯职业学院马亚亚编写，项目3任务3.5由重庆安福汽车营销有限公司刘大均、重庆尊爵汽车服务有限责任公司刘康勇编写；项目4由何婉亭编写，项目5由赵计平编写，全书中素养导学案例和工作页由何婉亭编写。书中项目1、2部分的数字化资源由黄海负责制作，书中项目3、4、5部分的数字化资源由何婉亭负责制作，全书统稿和审核由何婉亭、赵计平负责。

  本书在编写过程中参考了大量国内外有关书籍，并借鉴了行业企业相关安全规范资料，谨在此向其作者及资料提供者表示诚挚的谢意。本书在编写过程中还得到了重庆市各行业安全技术专家们的大力支持，一并表示感谢。

  由于编者水平有限，书中不妥之处，恳请读者和专家批评、指正。

编 者

二维码索引

职业健康与安全教育　第2版

名称	图形	页码	名称	图形	页码
预防职业场所职业病		7	工地不规范操作触电		23
危险源辨识		9	无防护作业		23
风险评估		9	电钻触电		23
预防高空作业事故		9	火花飞溅		23
纠正措施		10	电线过热引起的事故		23
持续改进		10	牧场粉尘危害		24
确认工作岗位的职业健康安全职责微课		13	人机界面操作		27
工作场所安全培训的重要性		13	辨识潜在的危险源微课		29
认识危险源类型微课		21	评价风险微课		38

V

（续）

名称	图形	页码	名称	图形	页码
人的不安全行为		41	安全帽的佩戴		51
轻微伤害-粉尘危害		41	眼、面防护装备分类		57
伤害（骨折）		41	防护眼镜佩戴		58
危险的电线—铝线氧化		41	防护护具的佩戴		58
认识事故预防与风险控制原则微课		45	听力保护		60
隔离风险-给机械装置装安全罩		46	耳塞		60
个人防护装备		47	耳罩		61
维修汽车触电		47	手部伤害及防护		62
个人防护装备的重要性微课		49	防热伤害手套		63
安全帽类型		50	焊工防护手套		63
安全帽安全基础		51	机械危害防护手套		63

（续）

名称	图形	页码	名称	图形	页码
防护鞋的作用		63	防止手动搬运造成伤害		82
足部防护测试		63	搬运重物		83
强力工矿雨鞋		64	机械事故预防		86
劳保耐酸碱防化靴		64	如何检测和扑灭电气设备火灾		90
如何选择正确的化学身体防护		66	洪水灾难自救		106
反光套装雨衣		67	突遇森林火灾如何逃生自救		106
全身下水裤		67	如何在遭遇地震时自救		106
防护服穿戴与脱卸		67	正确地通知急救救援队		110
高空工作注意事项		70	火灾的分类及灭火器的使用		114
禁止标志		73	泡沫灭火剂应用场合		114
在工作场所起重		81	常见干粉灭火器使用		116

（续）

名称	图形	页码	名称	图形	页码
常规心肺复苏术概述		122	工伤认定申请微课		134
如何应对化学有毒物质		124	工伤保险申请		134
爆炸事故调查		126	工伤保险待遇申请微课		140

目 录

前言

二维码索引

绪论 1

项目 1　确定职业健康安全职责 6
　任务 1.1　认识职业健康安全管理体系 6
　任务 1.2　确认工作岗位的职业健康与安全职责 13
　项目 1 学习检查单 20

项目 2　辨识危险源和评价风险 21
　任务 2.1　认识危险源类型 21
　任务 2.2　辨识潜在的危险源 29
　任务 2.3　评价风险 38
　项目 2 学习检查单 44

项目 3　实施事故预防与风险控制措施 45
　任务 3.1　认识事故预防与风险控制原则 45
　任务 3.2　正确选用个人劳动防护用品 49
　任务 3.3　辨识安全标识 72
　任务 3.4　实施正确的人工搬运步骤 81
　任务 3.5　实施事故预防措施 86
　项目 3 学习检查单 103

项目 4　执行应急救援程序 104
　任务 4.1　认识事故应急预案 105
　任务 4.2　执行紧急情况报警程序 108
　任务 4.3　执行紧急疏散程序 111
　任务 4.4　执行火灾消防程序 113
　任务 4.5　执行触电急救程序 120
　任务 4.6　执行中毒窒息事故救护程序 124
　任务 4.7　执行事故报告程序 125

项目4 学习检查单 …………………………………………………………… 132

项目5　工伤事故赔偿 …………………………………………………………… 133
　　任务5.1　工伤认定申请 …………………………………………………… 134
　　任务5.2　工伤保险待遇申请 ……………………………………………… 140
　　项目5 学习检查单 …………………………………………………………… 147

附录　学习评估单 ……………………………………………………………… 148
　　附录A　学习者对学习用书的评估单 ……………………………………… 148
　　附录B　学习者对教学方法的评估单 ……………………………………… 149

参考文献 ………………………………………………………………………… 150

绪　　论

1. 学习目标

根据 GB/T 45001—2020《职业健康安全管理体系 要求及使用指南》，本书围绕辨识危险源和评价风险、实施事故预防与风险控制措施、执行应急救援程序，以及工伤事故赔偿所必需的能力进行编写。本书力求使学习者能根据职场健康与安全法律法规、企业管理制度，形成安全操作和执行应急救援程序的能力，为自己、客户和其他人员提供一个安全工作的场所。学习内容归纳如下：

（1）基础知识

1）职场健康安全法规的知识。

2）危险源的知识。

3）安全标识的知识。

4）实施安全人工搬运的知识。

5）选择和应用灭火器的知识。

6）搬运危险商品和化学物品的知识。

7）事故预防与控制的知识。

8）关于职场报告程序的知识。

9）工伤事故赔偿的知识。

（2）基本技能

1）确认和鉴定危险工作环境，并采取措施，向相关人员报告。

2）准确地评价危险等级。

3）准确遵守安全标识的指示。

4）掌握灭火器的使用步骤。

5）正确地使用个人防护用品。

6）安全搬运和储存危险的商品和材料。

7）正确实施安全人工搬运操作步骤。

8）能使用设备的安全功能和操作程序，安全有效地操作设备。

9）正确执行工作场所的疏散程序。

10）能够撰写工伤认定和工伤保险待遇申请报告。

（3）关键能力

1）收集、分析和组织信息能力。从法律、维修技术标准和规范中收集、分析、理解有关信息。

2）交流想法和信息能力。与相关负责人、其他员工和顾客交流想法和信息，确认技术标准和规范，协调工作和汇报工作中的成果和问题。

3）计划和组织活动能力。准备工作场所、设备和材料，避免返工或干扰工作流程。

4）团队工作能力。确认工作角色，运用合作的方法优化工作流程和提高生产效率，达到团队合作的目的。

5）解决问题能力。运用预算、核对和检查的技能，避免污染和材料的浪费。

6）应用数学思想和方法能力。正确实施测量和估算生产安全的成本。

7）应用技术能力。运用设备保护技术。

（4）职业素养

1）树立职业健康安全危险意识、职责意识、规范意识、诚信意识，肩负维护安全的责任和义务。

2）遵守职业安全规范，履行职业健康与环境工作职责，具有良好职业精神和工匠精神。

3）遵循法律法规，培养员工自我保护能力。

2. 课程学习方法

（1）学习内容和学习方法建议　见表0-1。

表0-1　学习内容和学习方法建议

项目名称 （能力要素）	学习内容 （能力实作指标）	学习方法建议						
		叙述式	互动式	小组讨论	案例分析	角色扮演	实作演示	现实模拟
项目1 确定职业健康安全职责	任务1.1 认识职业健康安全管理体系	✓		✓	✓			
	任务1.2 确认工作岗位的职业健康与安全职责	✓		✓	✓			
项目2 辨识危险源和评价风险	任务2.1 认识危险源类型	✓		✓	✓			
	任务2.2 辨识潜在的危险源	✓	✓	✓	✓			✓
	任务2.3 评价风险	✓		✓	✓			
项目3 实施事故预防与风险控制措施	任务3.1 认识事故预防与风险控制原则	✓		✓	✓			
	任务3.2 正确选用个人劳动防护用品	✓		✓	✓	✓	✓	
	任务3.3 辨识安全标识	✓		✓	✓			✓
	任务3.4 实施正确的人工搬运步骤	✓	✓	✓	✓	✓		✓

(续)

单元名称 （能力要素）	学习内容 （能力实作指标）	学习方法建议						
		叙述式	互动式	小组讨论	案例分析	角色扮演	实作演示	现实模拟
项目3 实施事故预防与风险控制措施	任务3.5 实施事故预防措施	✓	✓	✓	✓	✓		✓
项目4 执行应急救援程序	任务4.1 认识事故应急预案	✓	✓	✓	✓			
	任务4.2 执行应急情况报警程序		✓	✓	✓	✓	✓	
	任务4.3 执行紧急疏散程序		✓	✓	✓	✓	✓	
	任务4.4 执行火灾消防程序		✓	✓	✓	✓	✓	
	任务4.5 执行触电急救程序		✓	✓	✓	✓	✓	
	任务4.6 执行中毒窒息事故救护程序		✓	✓	✓	✓	✓	
	任务4.7 执行事故报告程序		✓	✓	✓		✓	
项目5 工伤事故赔偿	任务5.1 工伤认定申请		✓	✓	✓			
	任务5.2 工伤保险待遇申请		✓	✓	✓			

（2）学习步骤　学生可以按照本书内容在课堂学习（包括实习场地），也可以针对自己具备的基本能力，根据自己所从事的行业，选择项目学习内容，自己制订计划学习。

第一步：打开学生用书，学习理论知识。

1）学生用书（即本书）指导（图标提示）自己应该做什么。

2）用学生用书中的问题考察自己的知识点。

3）回答学生用书中的问题。

4）请教师鉴定自己的学习成果。

第二步：完成理论知识部分的学习后，进行技能操作学习。

1）进行实作活动。

2）找到自己即将从事的工作所需要的工具和设备。

3）完成学生用书中的实作任务。

4）请教师鉴定自己的技能，这可能包含所有文档中的任务。

注意事项

在学生有下列困难时,教师将帮助其继续学习。
- 理论知识。
- 查找资料信息。
- 理解和完成实作任务。
- 理解学生为何必须做某些事。
- 学习中任何其他问题。

记住:学生遇到困难一定要找教师寻求帮助。

(3)图标介绍 在学习中,教师和学习者可根据书中图标提示的学习步骤及要求进行教学或学习,图标的含义见表0-2。

表0-2 图标的含义

图标	图标含义	图标	图标含义
	学习目标		学习目的
	学习信息		学习检查单
	安全警告、注意事项		学习评估
	回答下列问题		素养导学

3. 学习鉴定指南

(1)鉴定标准 GB/T 45001—2020《职业健康安全管理体系 要求及使用指南》,以及学习目标能力(基础知识、基本技能、关键能力)要求。

(2)鉴定指南

1)基础知识和技能可以进行在岗或离岗鉴定。

2)基本技能的鉴定应当在经过一段时间的指导实践和重复练习,取得经验后进行。

3)不能提供职场实地鉴定的,鉴定可以在模拟的工作场所进行。

4)规定的学习产出必须在没有教师直接的指导下完成。

(3)鉴定方法 鉴定必须符合行业技术标准和安全操作规范,必须确认知识与技能的一致性和准确性。本书的学习鉴定方法见表0-3。

表0-3　学习鉴定方法

鉴定方法 \ 项目名称	项目1 确定职业健康安全职责	项目2 辨识危险源和评价风险	项目3 实施事故预防与风险控制措施	项目4 执行应急救援程序	项目5 工伤事故赔偿
工作场所观察		★	★	★	
模拟或角色扮演		★	★	★	
口头提问	★	★	★	★	★
书面提问	★				★
技能展示	★	★	★	★	
案例分析		★	★	★	★
项目工作和任务		★	★	★	★
证据素材收集		★	★	★	

（4）鉴定时间安排（图0-1）

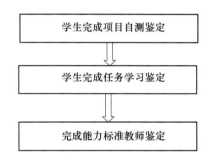

图0-1　鉴定时间安排

4. 学习评估方法

（1）教师评估目的　教师、学生、教育管理部门对学习的评估是对学生学习需求与效果的及时反馈，是对课程教学活动设计和实施过程的质量监控，是对学生学习参与程度的及时检查。

（2）学习评估的标准　根据GB/T 45001—2020《职业健康安全管理体系 要求及使用指南》，以及学习目标能力（基础知识、基本技能、关键能力）要求进行学习效果和学习需求评估。

（3）学习评估工具　本书附录给出了学生评估工具，教师和学生可以使用这些评估工具从学习用书、教学方法等方面开展教学评估。教师也可以根据教学中的具体情况，自己设计评估问卷，进行教学评估，监控教学质量。

项目 1

确定职业健康安全职责

 项目学习目标

通过本项目的学习,具备确定职业健康安全职责的能力。其具体表现为:

1. 职业目标

1) 理解职业健康安全管理体系的基本术语。
2) 认识职业健康安全法律法规。
3) 确认员工在职场中获得职业健康安全的权利。
4) 确认员工在职场中应尽的义务。

2. 素养目标

1) 树立国家安全意识,培养学生对维护国家安全的责任和义务。
2) 树立职业健康安全职责意识,培养学生对待工作的责任感和使命感。

 素养导学

把保障人民健康放在优先发展的战略位置

一直以来,党把人民群众生命安全和身体健康放在第一位。2016年10月,中共中央、国务院印发《"健康中国2030"规划纲要》,提出"到2030年,促进全民健康的制度体系更加完善,健康领域发展更加协调,健康生活方式得到普及,健康服务质量和健康保障水平不断提高,健康产业繁荣发展,基本实现健康公平,主要健康指标进入高收入国家行列。到2050年,建成与社会主义现代化国家相适应的健康国家。"

2022年,党的二十大报告提出"推进健康中国建设",对推进健康中国建设做出重要部署,强调要"把保障人民健康放在优先发展的战略位置",这充分彰显了卫生健康事业的基础性、全局性地位,体现了人民至上、生命至上的价值追求,为推动卫生健康事业改革发展指明了方向。

任务 1.1　认识职业健康安全管理体系

 任务学习目的

认识职业健康安全管理体系的作用,清楚知道员工必须遵守的职业健康安全的法律基础。

1）知道职业健康安全管理体系的基本术语。

2）认识职业健康安全法规。

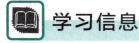 学习信息

健康是人们从事劳动和工作的基本条件，也是劳动和工作的重要目标，同时也是公民的基本权利，因为良好的健康是人们梦想追求的"好日子"的一个组成部分！无论是富裕还是贫穷，都有权利拥有健康的生活。

2021年9月17日，世界卫生组织与国际劳工组织联合发布《与职业关联的疾病和工伤联合评估（2000—2016年）：全球监测报告》。该报告涵盖了19种与职业相关的风险因素，包括长时间工作、工作场所空气污染、接触哮喘源或致癌物等。报告指出，因非传染性疾病死亡的人数占总数的81%，其中慢性阻塞性肺病导致45万人死亡，中风和心血管疾病分别导致40万和35万人死亡；工伤导致36万人死亡，约占总数的19%。报告还显示，有多达75万人的死亡与工时过长（每周工作时间55小时或以上）有关。可见重视和预防职业场所职业病对劳动者健康造成伤害，已刻不容缓。劳动者的职业健康是企业和社会赖以生存和发展的基本要素，也是人类追求的共同目标。加强职业健康管理，保护劳动者安全已成为企业持续发展的迫切需要。

预防职业场所职业病

职业健康研究的是如何预防因工作导致的疾病，并防止原有疾病的恶化的，主要研究工作中因环境及接触有害物质引起人体生理机能的变化。其定义有很多种，最权威的是1950年由国际劳工组织和世界卫生组织的联合职业委员会给出的定义：职业健康应以促进并维持各行业职工的生理、心理及社交处在最好状态为目的；并防止职工的健康受工作环境影响；保护职工不受健康危害因素伤害；将职工安排在适合他们的生理和心理的工作环境中。

职业健康是对工作场所内产生或存在的职业性有害因素及其健康损害进行识别、评估、预测和控制的一门科学，其目的是预防和保护劳动者免受职业性有害因素所致的健康影响和危险，使工作适应劳动者，促进和保障劳动者在职业活动中的身心健康和社会福利。为此，备受瞩目的国家标准GB/T 45001—2020《职业健康安全管理体系 要求及使用指南》，于2020年3月正式发布，这标志着我国职业健康安全管理体系上升到新的高度。

职业健康安全管理体系是指组织应按照GB/T 45001—2020《职业健康安全管理体系 要求及使用指南》的要求建立、实施、保持和持续改进职业健康安全管理体系。职业健康安全管理体系的作用是为管理安全风险和机遇提供一个框架。职业健康安全管理体系的目的和预期结果是防止对工作人员造成与工作相关的伤害和健康损害，并提供健康安全的工作场所。因此，对组织而言，采取有效的预防和保护措施以消除危险源和最大限度降低职业健康安全风险是至关重要的。

职业健康安全管理体系的框架是基于"策划—实施—检查—改进"（PDCA）的概念，如图1-1所示。其中，策划（P：Plan）是指确定和评价职业健康安全风险、职业健康安全机遇以及其他风险和其他机遇，制定职业健康安全目标并建立所需要的过程，以实现与组织健康安全方针相一致的结果；实施（D：Do）是指实施所策划的过程；检查（C：Check）

是指依据职业健康安全方针和目标,对活动和过程进行监视和测量,并报告结果;改进（A：Act）是指采取措施持续改进职业健康安全绩效,以实现预期结果。

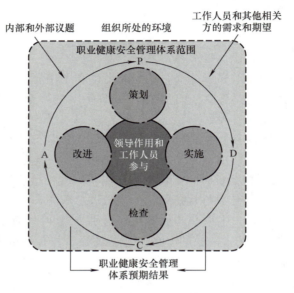

图 1-1　职业健康安全管理体系框架

一、职业健康安全管理体系的基本术语

全面而准确地理解《职业健康安全管理体系 要求及使用指南》中的基本术语是正确实施职业健康管理体系的基础。

1. 组织

组织是为实现战略性的、战术性的或运行层面的目标,由职责、权限和相互关系构成自身功能的一个人或一组人。它包括但不限于：个体经营者、公司、集团、商行、企事业单位、行政管理机构、合伙制企业、慈善机构或社会结构,或者上述组织的某部分或其组合,无论是否为法人组织、公有或私有。

2. 相关方

相关方是指可影响决策或活动、受决策或活动所影响,或者自认为受决策或活动影响的个人或组织。其中,个人包括组织的员工、员工的亲属、股东、顾客等;组织主要包括供方、银行、合同方、政府主管部门等。

3. 工作人员

工作人员是指在组织控制下开展工作或与工作相关的活动的人员。工作人员包括：在不同安排下,有偿或无偿地开展工作或与工作相关活动的人员,如定期的或临时的、间隙性的或季节性的、偶然的或兼职的人员等;最高管理者、管理人员和非管理人员;组织雇佣的工作人员、外部供方的工作人员、承包方、个人、外部派遣工作人员,以及其工作或与工作相关的活动在一定程度上受组织共同控制的其他人员。

4. 工作场所

工作场所是指在组织控制下,人员因工作需要而处于或前往的场所。在考虑工作场所的构成时，组织宜考虑对如下人员的职业健康安全影响，如差旅或运输中（驾驶、乘机、乘船或乘火车等）的人员、在客户或顾客处所工作的人员或在家工作的人员。

5. 职业健康安全与职业健康安全方针

职业健康安全是指影响或可能影响工作场所内的员工或其他工作人员（包括临时工和承包方员工）、访问者或其他人员的健康安全的条件和因素。组织须遵守关于工作场所附近或暴露于工作场所活动的人员的健康安全方面的法律法规要求。

职业健康安全方针是防止工作人员受到与工作相关的伤害和健康损害，并提供健康安全的工作场所的方针。

6. 危险源

危险源是指可能导致伤害和健康损害的来源。它包括可能导致伤害或危险状态的来源，或可能因暴露而导致伤害和健康损害的环境。例如，液化石油气储罐中的液化石油气是可能导致火灾爆炸事故的根源，而储液罐破裂是可能导致火灾爆炸事故的状态。

7. 危险源辨识

危险源辨识是指组织应建立、实施和保持用于持续和主动的危险源辨识的过程。危险源的存在普遍并且形式多样，很多危险源不是很容易就会被人们发现，人们要采用一些特定的方法对其进行识别，并判定其可能导致事故的原因和种类。

危险源辨识

危险源的辨识是控制事故发生的第一步，只有识别出危险源的存在，找出导致事故的根源，才能有效地控制事故的发生。

8. 职业健康安全风险

职业健康安全风险是指与工作相关的危险事件或暴露发生的可能性与由危险事件或暴露而导致的伤害和健康损害的严重性的组合。

风险是对可能性和严重性这两项指标的综合描述。可能性是指危险情况发生的难易程度；严重性是指危险情况一旦发生后，将造成的人员伤害和经济损失的大小和程度。上述两个指标中，任何一个都不能确定特定危险源会给组织带来的危险。

9. 职业健康安全风险评价

风险评价是指对危险源导致的风险进行评估、对现有控制措施的充分性加以考虑以及对风险是否可接受并予以确定的过程。职业健康安全风险评价是指组织可以采用不同方法来评价职业健康安全风险，作为其应对不同危险源或活动的总体战略的一部分。

风险评估

风险评价主要是针对危险情况的可能性和严重性进行分析。它包括两个主要阶段：

第一阶段是对风险进行分析评估，确定其大小等级。

第二阶段是将风险与可容许风险标准进行比较，判定其是否可容许。

10. 事件和事故

事件是指由工作引起的或在工作过程中发生的可能或已经导致伤害或健康损害的情况。

预防高空作业事故

1）发生伤害和健康损害的事件有时被称为事故。为此，事故是一种发生人身伤害、健康损害或死亡的事件。

2）未发生人身伤害、健康损害或死亡的事件通常称为"未遂事件""未遂事故"或"事故隐患"。

3）紧急情况是一种特殊类型的事件。

11. 纠正措施

纠正措施是指为消除不符合或事件的原因并防止再次发生而采取的措施。

纠正措施

12. 持续改进

持续改进是指为了实现对整体职业健康安全绩效的改进，根据组织的职业健康安全方针，不断对职业健康安全管理体系进行强化的过程。

持续改进

总之，从职业健康管理体系要求的基本术语定义描述中可知：在职业场所中，企业有责任和义务在设备和设施等方面采取措施保护职场中相关人员的人身安全；同时也有对员工进行职业健康安全的教育和培训的义务，使员工在职业健康安全方针的指导下，具有危险源辨识、风险评价和风险控制的能力，从而减少事故、事件的发生，降低职业病、伤亡率，确保劳动者的健康和整个组织职业健康安全绩效。

二、国家职业健康安全法律法规

我国职业健康安全法规规定有五类，它们都是围绕着职业健康安全法律法规展开的。

1. 职业健康安全法律法规

《中华人民共和国宪法》（2018年修正）确定了我国职业健康安全法规的基本原则，《中华人民共和国劳动法》（2018年修正）、《中华人民共和国安全生产法》（2021年修正）、《中华人民共和国职业病防治法》（2018年修正）等规定了我国职业健康安全法规的基本内容。

《中华人民共和国宪法》（2018年修正）第42条规定：中华人民共和国公民有劳动的权利和义务。国家通过各种途径，创造劳动就业条件，加强劳动保护，改善劳动条件，并在发展生产的基础上，提高劳动报酬和福利待遇。劳动是一切有劳动能力的公民的光荣职责。国有企业和城乡集体经济组织的劳动者都应当以国家主人翁的态度对待自己的劳动。国家提倡社会主义劳动竞赛，奖励劳动模范和先进工作者。国家提倡公民从事义务劳动。国家对就业前的公民进行必要的劳动就业训练。

第43条规定：中华人民共和国劳动者有休息的权利。国家发展劳动者休息和休养的设施，规定职工的工作时间和休假制度。

第48条规定：中华人民共和国妇女在政治的、经济的、文化的、社会的和家庭的生活等各方面享有同男子平等的权利。国家保护妇女的权利和利益，实行男女同工同酬，培养和选拔妇女干部。

《中华人民共和国劳动法》（2018年修正）对促进就业、劳动合同和集体合同、工作时间和休息休假、工资、劳动安全卫生、女职工和未成年工特殊保护、职业培训、社会保险和福利、劳动争议、监督检查、法律责任做出了法律规定。

《中华人民共和国安全生产法》（2021年修正）明确规定：安全生产工作坚持中国共产党的领导。其对生产经营单位的安全生产保障、从业人员的安全生产权利义务、安全生产的监督管理、生产安全事故的应急救援与调查处理、法律责任做出了法律规定。

《中华人民共和国职业病防治法》（2018 年修正）对职业病的前期预防、劳动过程中的防护与管理、职业病诊断与职业病病人保障、监督检查、法律责任做出了法律规定。

我国职业健康安全法规规定围绕上述法律要求展开，可概括为事故预防（人员、设施、设备、物品、作业环境、管理）、事故处理和法律责任三个方面。进入职场工作的人员只有清楚我国职业健康安全法规，才能清楚地知道员工在职场中获得的权利和应尽的义务，保证自己的生命和健康权益。

2. 职业健康安全地方性法规和地方政府规章

职业健康安全地方性法规和地方政府规章主要以解决本地区某个特定的职业健康安全问题为目标，且具有较强的针对性和可操作性。例如，江苏省《大气污染物综合排放标准》（DB32/4041—2021）、《重庆市特种设备安全条例》（2020 年）和《福建省女职工劳动保护条例》（2020 年）等。

3. 职业健康安全标准

职业健康安全标准是指职业健康安全的相关强制性标准，如 GB/T 2893.5—2020《图形符号 安全色和安全标志 第 5 部分：安全标志使用原则与要求》等。

4. 国际公约

国际公约是国际职业健康安全法律规范的一种形式。如 ISO 45001《职业健康安全管理体系》、IEC 60079—10—1—2020《爆炸性环境—第 10－1 部分：区域分类—爆炸性气体环境》。

5. 其他要求

其他要求是指行业技术规范、与政府机构的协定以及非法规性指南等，如 HJ 438—2008《车用压燃式、气体燃料点燃式发动机与汽车排放控制系统耐久性技术要求》。

回答下列问题

1. 行业伤害——如果在自己工作的行业有人受伤或死亡，是怎样发生的？在自己工作的行业中做调查并回答以下问题：

（1）上一年度一共有多少人因工死亡？

（2）造成死亡事故的原因是什么？

（3）造成大多数严重伤害事故的原因是什么？

（4）造成大多数常见伤害类型的原因是什么？

2. 严重的伤病及工伤死亡事故在对当事人家庭、朋友和同事造成巨大影响的同时，也同样使严重伤病者的单位受到经济影响，产生隐性消费。假如某个人因发生的事故失去了肢体，请指出这次事故会对表1-1中所列的人有何影响。

表1-1　事故产生可能受到的影响

受影响的人	可能受到的影响
受伤者	
车间主任	
班组长	
工作伙伴	
受伤者的父母	

3. 国家制定职业健康安全法律法规的作用是什么？请举出三个国家法规名称和主要内容。

_____
_____
_____
_____

4. 我国职业健康安全法律法规中对所列人员规定的职责是什么？

公司经理_____
员工_____
安全检查员_____
制造商_____
职业健康与安全管理部门_____

5. 判断下面说法的正确性，请在后面方框内打上"×"或"√"给每条说明标上"正确"或"错误"。

（1）事件必然引起的结果是产生事故。

　　　　正确 □　　　　错误 □

（2）只要识别出危险源的存在，就能有效地控制事故的发生。

　　　　正确 □　　　　错误 □

（3）如果组织的内外部环境与条件不发生变化，则不必定期更新危险源的辨识、风险评级与控制措施的信息。

　　　　正确 □　　　　错误 □

（4）建立职业健康安全管理体系的根本目的是使组织能够控制其职业健康安全风险，持续改进职业健康安全绩效。

　　　　正确 □　　　　错误 □

（5）制定培训程序时不必考虑不同层次员工的要求。

　　　　正确 □　　　　错误 □

（6）我国职业病防治工作的基本方针和基本管理原则是预防为主、防治结合、分类管理、综合治理。

正确 □　　　错误 □

6. 为下面的提问选择正确的答案（多选题）。

(1) 组织在确定员工职业健康安全需求时应考虑（　　）。
A. 员工的能力和文化程度　　　　B. 员工的职责
C. 员工所承受的风险　　　　　　D. 员工的年龄

(2) 实施危险源辨识、风险评价和风险控制的策划的目的是（　　）。
A. 识别与评价作业活动中实际和潜在的职业健康安全危险与风险
B. 策划各类职业健康安全风险控制措施
C. 为持续改进组织的职业健康安全管理绩效提供衡量基准
D. 为组织建立和保持职业健康安全管理体系提供各项决策的基础

(3) 下面的情况中哪些属于事故的范围（　　）。
A. 工伤　　　　　　　　　　　　B. 绝缘手套损坏引起触电
C. 硅肺病　　　　　　　　　　　D. 汽车尾气排放导致大气污染

(4) 企业应该保护职场中个人的职业健康安全中的"个人"是指（　　）。
A. 员工　　　B. 顾客　　　C. 儿童　　　D. 妇女

7. 你知道自己所属辖区的职业健康安全的有关信息吗？

(1) 三个地方法规的名称。

_____

(2) 负责职业健康安全政府机构的名称及联系方式。

_____

任务1.2　确认工作岗位的职业健康与安全职责

任务学习目的

清楚知道员工在工作岗位应获得的职业健康安全的权利和应尽的义务，保护自己的生命和健康。
1) 确认员工在职场中应获得的职业健康安全的权利。
2) 确认员工在职场中应尽的义务。

学习信息

确认工作岗位的职业健康安全职责微课

任何事故的发生都是意想不到的、非计划的，而且可能造成伤害。一次事故并不只影响某个人，也许还会以其他不同的方式影响别人。一次小的事故或许只会产生较小的影响，但是，一次严重的事故可能从社会、家庭和经济上影响一个人的全部生活。因此，随时防止事故发生是至关重要的。我国建立的职业健康安全管理体系，要求生产经营单位必须根据我国职业健康安全法律，使从业人员有依法获得安全生产保障的权利，并应依法履行安全生产方面的义

工作场所安全培训的重要性

务，有责任提供一个健康安全的工作环境，如果没有提供一个健康安全的工作环境，国家会依据有关法律法规，对其公司或单位负责人处以经济或刑事裁决。用人单位应当依法建立和完善规章制度，保障劳动者享有劳动权利和履行劳动义务。

一、员工的权利

为了保护劳动者的合法权利，《中华人民共和国劳动法》（2018年修正）规定了劳动者应该享有的权利："劳动者享有平等就业和选择职业的权利、取得劳动报酬的权利、休息休假的权利、获得劳动安全卫生保护的权利、接受职业技能培训的权利、享受社会保险和福利的权利、提请劳动争议处理的权利以及法律规定的其他劳动权利。劳动者应当完成劳动任务，提高职业技能，执行劳动安全卫生规程，遵守劳动纪律和职业道德。"

1. 员工接受职业技能培训的权利

《中华人民共和国劳动法》（2018年修正）第68条规定：用人单位应当建立职业培训制度，按照国家规定提取和使用职业培训经费，根据本单位实际，有计划地对劳动者进行职业培训。从事技术工种的劳动者，上岗前必须经过培训。

（1）安全教育的规定

1）企业单位必须认真地对新工人进行安全生产的入厂教育、车间教育和现场教育，并且经过考试合格后，才能准许进入操作岗位。

2）对于从事特种作业的工人，必须进行专门的安全操作技术训练，经过考试合格后，才能准许他们持证上岗。

3）企业单位都必须建立安全活动日和在班前、班后会上检查安全生产情况等制度，对员工进行经常的安全教育。并且注意结合员工文化生活，进行各种安全生产宣传活动。

4）在采用新的生产方法、添加新的技术设备、制造新的产品或调换工人工作时，必须对工人进行新操作和新工作岗位的安全教育。

（2）员工安全教育培训

第一类：三级安全教育。三级安全教育是指厂级、车间、班组三级安全教育。所有新职工（包括学徒工、外单位调入职工、合同工、代培人员和大中专院校毕业生等）上岗前必须进行三级安全教育。

1）厂级安全教育的主要内容是安全生产基础知识，具体内容为：

① 工厂性质及其主要的工艺过程。

② 我国安全生产的方针、政策法规和管理体制。

③ 本企业劳动安全卫生规章制度及状况，劳动纪律和有关事故案例。

④ 工厂内特别危险的地点和设备及其安全防护注意事项。

⑤ 新工人的安全心理教育。

⑥ 有关机械、电气、起重、运输等安全技术知识。

⑦ 有关防火防爆和工厂消防规程的知识。

⑧ 有关防尘防毒的注意事项。

⑨ 安全防护装置和个人劳动防护用品的正确使用方法。

⑩ 新工人的安全生产责任制等内容。

2）车间安全教育的主要内容是本车间的生产性质和主要的工艺流程、安全生产状况及规章制度。具体内容为：

① 本车间的生产性质和主要的工艺流程。
② 本车间预防工伤事故和职业病的主要措施。
③ 本车间的危险部位及其应注意事项。
④ 本车间的安全生产的一般情况及其注意事项。
⑤ 本车间的典型事故案例。
⑥ 新工人的安全生产职责和遵章守纪的重要性。

3）班组安全教育的主要内容是班组工作的性质、操作步骤、防护用品的性能及正确使用方法。具体内容为：

① 段或班组的工作性质、工艺流程、安全生产的概况和安全生产职责范围。
② 新工人将要从事的生产的性质、安全生产责任制、安全操作规程以及其他有关的安全知识和各种安全防护、保险装置的作用。
③ 工作地点的安全生产和文明生产的具体要求。
④ 容易发生工伤事故的工作地点、操作步骤和典型事故案例介绍。
⑤ 发生事故后的紧急救护和自救常识。
⑥ 工厂、车间内常见的安全标志、安全色的介绍。
⑦ 遵章守纪的重要性和必要性。

第二类：转岗、变换工种和"四新"安全教育。"四新"是指新工艺、新产品、新设备、新材料。当员工随着岗位、工种改变和出现"四新"时均须进行相应的安全教育。

第三类：经常性安全教育。主要是安全生产新知识、新技术，安全生产法律、法规、作业现场和工种岗位存在的危险因素、防范措施及事故应急措施、安全案例等。经常性安全教育以班组教育为主，每月教育活动不得少于2次，每次不少于1小时。

第四类：特殊安全教育。凡是从事电气、锅炉、焊接、车辆驾驶等特殊工种的作业人员，必须由企业有关部门与当地政府主管部门进行专业性安全技术教育，经考试合格，取得特种作业操作证，方可上岗工作。

2. 员工获得劳动安全卫生保护的权利

《中华人民共和国劳动法》（2018年修正）中规定：用人单位必须建立、健全劳动安全卫生制度，严格执行国家劳动安全卫生规程和标准，对劳动者进行劳动安全卫生教育，防止劳动过程中的事故，减少职业危害。用人单位必须为劳动者提供符合国家规定的劳动安全卫生条件和必要的劳动防护用品，对从事有职业危害作业的劳动者应当定期进行健康检查。

从事特种作业的劳动者必须经过专门培训并取得特种作业资格。

劳动者对用人单位管理人员违章指挥、强令冒险作业，有权拒绝执行；对危害生命安全和身体健康的行为，有权提出批评、检举和控告。

3. 员工取得劳动报酬的权利

劳动者为用人单位劳动，应该获得一定的劳动报酬。国家实行最低工资保障制度，用人单位支付劳动者的工资不得低于当地最低工资标准，工资应当以货币形式按月支付给劳动者本人，不得克扣或者无故拖欠劳动者的工资。国家实行带薪年休假制度，劳动者连续工作一年以上的，享受带薪年休假。劳动者在法定休假日和婚丧假期间以及依法参加社会活动期间，用人单位应当依法支付工资。

有下列情形之一的，用人单位应当按照下列标准支付高于劳动者正常工作时间工资的工资报酬：

1）安排劳动者延长工作时间，支付不低于工资的 150% 的工资报酬。

2）休息日安排劳动者工作又不能安排补休的，支付不低于工资的 200% 的工资报酬。

3）法定休假日安排劳动者工作，支付不低于工资的 300% 的工资报酬。

4. 员工休息休假的权利

用人单位应当保证劳动者每周至少休息一日。用人单位在元旦、春节、国际劳动节、国庆节及法律、法规规定的其他休假节日期间应当依法安排劳动者休假。

用人单位由于生产经营需要，经与工会和劳动者协商后可以延长工作时间，一般每日不得超过 1 小时；因特殊原因需要延长工作时间的，在保障劳动者身体健康的条件下延长工作时间每日不得超过 3 小时，但是每月不得超过 36 小时。

5. 员工享受社会保险和福利的权利

劳动者在退休、患病、负伤、因工伤残或者职业病、失业、生育等情形下，依法享受社会保险待遇。

劳动者死亡后，其遗属依法享受遗属津贴；劳动者享受的社会保险待遇和标准按法律、法规执行；劳动者享有的社会保险金必须按时、足额支付。

6. 员工提请劳动争议处理的权利

用人单位与劳动者发生劳动争议，当事人可以依法申请调解、仲裁、提起诉讼，也可以协商解决。解决劳动争议，应当根据合法、公正、及时处理的原则，依法维护劳动争议当事人的合法权益。

劳动争议发生后，当事人可以向本单位劳动争议调解委员会申请调解；调解不成，当事人一方要求仲裁的，可以向劳动争议仲裁委员会申请仲裁。当事人一方也可以直接向劳动争议仲裁委员会申请仲裁。对仲裁裁决不服的，可以向人民法院提起诉讼。

劳动争议当事人对仲裁裁决不服的，可以自收到仲裁裁决书之日起 15 日内向人民法院提起诉讼。一方当事人在法定期限内不起诉又不履行仲裁裁决的，另一方当事人可以申请人民法院强制执行。

7. 女职工和未成年工特殊保护权利

女性员工除享有一般的劳动安全保护以外，国家还对女职工和未成年工实行特殊劳动保护。未成年工是指年满十六周岁未满十八周岁的劳动者。依照《中华人民共和国劳动法》（2018 年修正）和《女职工劳动保护特别规定》等法律法规的规定：禁止安排女职工从事矿山井下、国家规定的第四级体力劳动强度的劳动和其他禁忌从事的劳动。同时，对女工的"四期"保护也做了相应的规定。

（1）女职工特殊保护权利

1）月经期的保护。不得安排女职工在经期从事高处、低温、冷水作业和国家规定的第三级体力劳动强度的劳动。

2）怀孕期的保护。不得安排女职工在怀孕期间从事国家规定的第三级体力劳动强度的劳动和孕期禁忌从事的劳动。对怀孕七个月以上的女职工，不得安排其延长工作时间和夜班劳动。不得因女职工怀孕降低其工资、予以辞退、与其解除劳动或者聘用合同。

3）产期的保护。《女职工劳动保护特别规定》第 7 条规定：女职工生育享受 98 天产假，其中产前可以休假 15 天；难产的，增加产假 15 天；生育多胞胎的，每多生育 1 个婴儿，增加产假 15 天。女职工怀孕未满 4 个月流产的，享受 15 天产假。怀孕满 4 个月流产的，享受 42 天产假。

4）哺乳期的保护。《中华人民共和国劳动法》（2018 年修正）中规定：不得安排女职工在哺乳未满一周岁的婴儿期间从事国家规定的第三级体力劳动强度的劳动和哺乳期禁忌从事的其他劳动，不得安排其延长工作时间和夜班劳动。《女职工劳动保护特别规定》中规定：用人单位应当在每天的劳动时间内为哺乳期女职工安排 1 小时哺乳时间；女职工生育多胞胎的，每多哺乳 1 个婴儿每天增加 1 小时哺乳时间。

（2）未成年工特殊保护权利　《中华人民共和国劳动法》（2018 年修正）中规定：不得安排未成年工从事矿山井下、有毒有害、国家规定的第四级体力劳动强度的劳动和其他禁忌从事的劳动。用人单位应当对未成年工定期进行健康检查。

8. 法律规定的其他劳动权利

劳动者有权依法参加和组织工会。工会代表应维护劳动者的合法权益，依法独立自主地开展活动。劳动者依照法律规定，通过员工大会、员工代表大会或其他形式，参与民主管理或者就保护劳动者合法权益与用人单位进行平等协商。有下列情形之一的，劳动者可以随时通知用人单位解除劳动合同：

1）在试用期内。

2）用人单位以暴力、威胁或者非法限制人身自由的手段强迫劳动的。

3）用人单位未按照劳动合同约定支付劳动报酬或者提供劳动条件的。

二、员工的义务

《中华人民共和国劳动法》（2018 年修正）强调了：劳动者应当完成劳动任务，提高职业技能，执行劳动安全卫生规程，遵守劳动纪律和职业道德。《中华人民共和国安全生产法》（2021 年修正）明确了从业人员的安全生产权利和义务。为此，每个员工在职场工作中享受企业提供的职业健康安全的权利的同时，都有对自己和他人的安全负有义务。

1. 严格遵守安全操作规程的义务

《中华人民共和国劳动法》（2018 年修正）第 56 条规定：劳动者在劳动过程中必须严格遵守安全操作规程。许多事故的发生与劳动者违反安全操作规程有关，对有章不循造成伤亡事故以及经济损失的人，要承担相应经济和行政责任，情节特别严重的还要被追究刑事责任。

2. 提高劳动技能的义务

《中华人民共和国安全生产法》（2021 年修正）第 58 条规定：从业人员应当接受安全生产教育和培训，掌握本职工作所需的安全生产知识，提高安全生产技能，增强事故预防和应急处理能力。面对新工艺、新产品、新设备、新材料，只有自觉提高劳动技能，才能适应工作中不断出现的新问题及周围环境的变化，紧跟时代技术发展要求。

3. 遵守劳动纪律或者用人单位规章制度的义务

《中华人民共和国安全生产法》（2021 年修正）第 57 条规定：从业人员在作业过程

中，应当严格落实岗位安全责任，遵守本单位的安全生产规章制度和操作规程，服从管理，正确佩戴和使用劳动防护用品。员工遵守劳动合同中规定的劳动纪律或用人单位的规章制度，是安全生产的重要保障，也是保证员工本人和他人安全的基本条件。劳动纪律是在共同劳动中的规则和秩序，主要是要求员工服从分配，调动和指挥，按时上下班，坚守工作岗位。

4. 发现事故及时报告与抢险的义务

《中华人民共和国安全生产法》（2021年修正）第59条规定：从业人员发现事故隐患或者其他不安全因素，应当立即向现场安全生产管理人员或者本单位负责人报告；接到报告的人员应当及时予以处理。报告内容包括：发生事故的单位、时间、地点、伤亡情况等。员工应迅速抢救伤员，并相互协助撤离到安全地带。

回答下列问题

1. 选择正确的观点。

（1）根据《中华人民共和国宪法》（2018年修正）、《中华人民共和国安全生产法》（2021年修正）规定：_____。

A. 如果员工在工作期内受伤，员工可以提出职场保护要求

B. 如果员工没有穿适当的防护服、安全鞋或设备，员工将仍然受到职场保护待遇

C. 保护同事的健康与安全不是员工的责任

D. 每一个工作区都必须有一个推选的健康与安全负责人

E. 如果一个健康和安全负责人通过制造关于健康与安全的抱怨而导致麻烦，那么他（她）可以被解雇

F. 劳动部门不可以检查关于健康与安全事件的工作区

G. 员工如果是因违规管理指导而致工伤，将没有赔偿

（2）以下哪种工伤应该报告_____。

A. 很严重时　　　　B. 当伤害正变得更坏时　　　C. 不论受伤如何，尽快报告

（3）工人有权拒绝_____的指令。

A. 违章作业　　　　B. 班组长　　　　C. 安全人员

（4）安全培训对_____比较重要。

A. 管理人员　　　　B. 工人　　　　C. 以上两类人员都同样重要

（5）三级安全教育中厂级、车间、班组安全教育的最少时间小时数分别是_____。

A. 24、40、40　　　B. 24、24、8　　　C. 40、120、24

（6）有关企业安全的第一责任者应该是_____。

A. 生产部主管　　　B. 安全部主管　　　C. 最高层主管

（7）下列选项中，_____能有效改善企业的安全水平。

A. 聘请安全员　　　B. 实施安全管理　　　C. 增发补助费

（8）企业经理、厂长对企业的安全生产_____。

A. 负全面责任　　　B. 负主要责任　　　C. 不负责任

（9）_____对企业生产中的安全技术问题全面负责。

A. 安全员　　　　　　B. 总工程师　　　　　C. 总经理

(10) 为了防止事故，应由_____参与预防工作和担当责任。

A. 用人单位　　　　　B. 工人本身　　　　　C. 用人单位和工人本身两方面

(11) 劳动保护监察是一种_____监察。

A. 国家　　　　　　　B. 地方　　　　　　　C. 行业

(12) _____应参加职工伤亡事故和职业危害的调查处理。

A. 工会组织　　　　　B. 环保部门　　　　　C. 财务部门

(13) 劳动争议是指_____与劳动者发生的争议。

A. 用人单位　　　　　B. 总经理　　　　　　C. 劳动管理部门

(14) 女职工禁忌的劳动范围包括_____。

A. 矿山井下劳动　　　B. 第四级体力劳动强度　C. 森林采伐作业

(15) 对于在生产设备受到损失或失效时，有毒、有害气体可能泄漏的作业场所_____。

A. 配备常规劳动防护用品

B. 现场醒目处放置必需的防毒护具

C. 设专人和专门措施，确保防毒护具处于良好待用状态

2. 案例分析。

【案例1】 河南某地有近200人来到南方一城镇打工，主要在一些石英砂厂从事石英粉碎和过滤工作。这两道工序产生大量粉尘，3m内看不见人。正是因为这些粉尘，使100多名务工者先后患上1期、2期和3期硅肺病，其中5人不治身亡，其余的因无钱治疗，2、3期病人已丧失劳动能力，在死亡线上挣扎。直到大病缠身，这些员工才知道他们从事的岗位和硅肺病有多么危险和可怕，纷纷拿起法律的武器和企业打起了官司。

请问员工的做法是正确的吗？为什么？

_____

_____

_____

【案例2】 一个夜晚，一家商场的职工都下班了，一名电焊工为赶任务在二楼独自进行电焊作业。电焊火花从楼板缝中落到一楼，点燃了一楼存放的服装等商品，火势一下子就起来了，火苗直窜二楼。电焊工见势不妙，吓得连火警也没报就直接跑了。结果火势越烧越大，等到周围群众发现火情，拨打"119"报火警，消防队赶到时，损失已经非常大，一楼值班的商铺货主在火灾中死亡。

请列出两条关于员工应尽的工作健康和安全的义务：

1. _____
2. _____

【案例3】 小李在一家电石厂工作，由于工作勤奋，一年后被提为熔炼炉班长。12月的一天，刚投产两个月的1号炉在两班工人交接时忽然爆炸，高达800℃的炉内熔融物像流星雨一样，四处喷溅到工人身上，造成41名工人不同程度的烧伤，其中5名重伤，烧伤面积在97%以上，小李在事故中也被严重烧伤。后经查明事故原因是违章操作，小李作为

当班管理者，没有严格按照新炉的安全操作程序，采用了错误的操作方法，以致造成恶果。

请说明员工未按规定操作而被起诉的情况及理由：
_____
_____
_____

项目1学习检查单

检查内容	肯定回答
1. 职业目标	
理解职业健康安全管理体系的基本术语	
认识职业健康安全法律法规	
确认员工在职场中获得职业健康安全的权利	
确认员工在职场中应尽的义务	
2. 素养目标	
树立国家安全意识，培养学生对维护国家安全的责任和义务	
树立职业健康安全职责意识，培养学生对待工作的责任感和使命感	
3. 关键能力	
你是否根据已有程序和预定标准，收集、分析和组织完成资料	
你是否依据标准能正确、精确、有效地交流信息	
你是否按计划有组织地活动以完成目标	
你是否能充分使用学习资源完成学习目标	

完成情况

所有上述表格必须是肯定回答。如果不是，应咨询教师是否需要增加学习活动，以达到要求的能力。

教师签字 _____
学生签字 _____
完成日期和时间 _____

项目 2

辨识危险源和评价风险

 项目学习目标

通过本项目的学习，能正确地辨识职业场所中的潜在危险源，形成评价风险的能力。其具体表现为：

1. 职业目标

1）认识危险产生的原因与类型。
2）认识人类工效学对职业健康与安全的影响。
3）能够运用安全检查表辨识危险源。
4）能够运用矩阵评价方法评价风险。
5）了解不同行业危险源辨识与风险评价。

2. 素养目标

1）强化责任感，履行职业健康环境危险源辨识职责。
2）树立危险忧患意识，强化职业健康风险预测工作。

认识危险源
类型微课

 素养导学

智能化健康监测系统确保桥梁运维智慧化

重庆鹅公岩轨道交通专用桥是世界上最大跨径的自锚式悬索桥，在大桥设计和建造过程中，采用了智能化健康监测系统，实现桥梁运维智慧化，有效保障桥梁全寿命周期安全。

2022 年 1 月 19 日，这套智能化监测系统监测到大桥一根螺杆断裂，此时大桥垮塌处于低风险状态。但是若不及时更换螺杆，此断裂螺杆受力必将转移到其他螺杆上，而当其他螺杆受力超过极限时大桥存在重大风险，一旦出现垮塌，会造成悲剧上演。重庆市轨道集团立即启动风险控制预防机制，防患于未然，第一时间抢修轨道大桥，保证人们的正常出行。

任务 2.1　认识危险源类型

 任务学习目的

认识危险的类型，为正确地辨识职场环境中的危险源奠定基础。

1）认识危险产生的原因。
2）正确划分危险源类型。
3）认识人类工效学对职业健康与安全的影响。

 学习信息

危险源是指可能导致伤害和健康损害的来源。它包括可能导致伤害或危险状态的来源，或可能因暴露而导致伤害和健康损害的环境（摘自 GB/T 45001—2020）。

当前，世界各国普遍采用事故原因统计分析因果连锁模型（见图 2-1），该模型告知人们造成伤亡事故的直接原因是人的不安全行为和物的不安全状态，以及生产管理失误。为此，在职业场所中，企业实施职业健康安全管理体系控制的核心对象就是危险源。要识别和控制危险源，首先要理解危险源的概念，明确危险源的类型，特别是要结合企业的具体工作场所或生产工艺系统明确识别其危险源的类型。

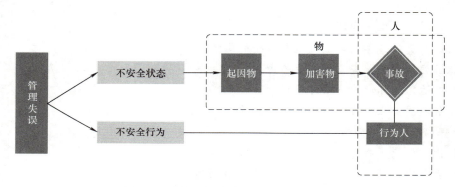

图 2-1　事故原因统计分析因果连锁模型

一、危险源类型

根据 GB 13861—2022《生产过程危险和有害因素分类与代码》，按照影响因素将危险源分为人的因素、物的因素、环境因素、管理因素四大类。

1. 人的因素

（1）心理、生理性危险和有害因素

1）负荷超限：体力负荷超限，包括劳动强度、劳动时间延长引起疲劳、劳损、伤害等的负荷超限；听力负荷超限；视力负荷超限；其他负荷超限。

2）健康状况异常，指伤、病期等。

3）从事禁忌作业。

4）心理异常：情绪异常；冒险心理；过度紧张；其他心理异常，包括泄愤心理。

5）辨识功能缺陷：感知延迟；辨识错误；其他辨识功能缺陷。

6）其他心理、生理性危害和有害因素。

（2）行为性危险和有害因素

1）指挥错误：指挥失误，包括生产过程中各级管理人员的指挥；违章指挥；其他指挥错误。

2）操作错误：误操作；违章操作；其他操作错误。

3）监护失误。

4）其他行为性危险和有害因素，包括脱岗等违反劳动纪律行为。

2. 物的因素

（1）物理性危险和有害因素

1）设备、设施、工具、附件缺陷：强度不够；刚度不够；稳定性差，是指抗倾覆、抗位移能力不够、抗剪能力不够，包括重心过高、底座不稳定、支承不正确、坝体不稳定等；密封不良，是指密封件、密封介质、设备辅件、加工精度、装配工艺等缺陷以及磨损、变形、气蚀等造成的密封不良；耐腐蚀性差；应力集中；外形缺陷，是指设备、设施表面的尖角利棱和不应有的凹凸部分等；外露运动件，是指人员易触及的运动件；操纵器缺陷，是指结构、尺寸、形状、位置、操纵力不合理及操纵器失灵、损坏等；制动器缺陷；控制器缺陷；设计缺陷；传感器缺陷，指精度不够灵敏度过高或过低；其他设备、设施、工具、附件缺陷。

工地不规范操作触电

2）防护缺陷：无防护；防护装置、设施缺陷，是指防护装置、设施本身安全性、可靠性差，包括防护装置、设施、防护用品损坏、失效、失灵等；防护不当，是指防护装置、设施和防护用品不符合要求，使用不当，不包括防护距离不够；支撑（支护）不当，包括矿井、建筑施工支护不符合要求；防护距离不够，是指设备布置、机械、电气、防火、防爆等安全距离不够和卫生防护距离不够等；其他防护缺陷。

无防护作业

3）电伤害：带电部位裸露，指人员易触及的裸露带电部位；漏电；静电和杂散电流；电火花；电弧；短路；其他电危害。

4）噪声：机械性噪声；电磁性噪声；流体动力性噪声；其他噪声。

5）振动危害：机械性振动；电磁性振动；流体动力性振动；其他振动危害。

6）电离辐射，包括 X 射线、γ 射线、α 粒子、β 粒子、中子、质子、高能电子束等。

电钻触电

7）非电离辐射：紫外辐射；激光辐射；微波辐射；超高频辐射；高频电磁场；工频电场；其他非电离辐射。

8）运动物伤害：抛射物；飞溅物；坠落物；反弹物；土、岩滑动，包括排土场滑坡、尾矿库滑坡、露天采场滑坡；料堆（垛）滑动；气流卷动；撞击；其他运动物危害。

9）明火。

10）高温物质：高温气体；高温液体；高温固体；其他高温物质。

11）低温物质：低温气体；低温液体；低温固体；其他低温物质。

火花飞溅

12）信号缺陷：无信号设施，是指应设信号设施处无信号，例如无紧急撤离信号等；信号选用不当；信号位置不当；信号不清，指信号量不足，例如响度、亮度、对比度、信号维持时间不够等；信号显示不准，包括信号显示错误、显示滞后或超前等；其他信号缺陷。

电线过热引起的事故

13）标志标识缺陷：无标志标识；标志标识不清晰；标志标识不规范；标志标识选用不当；标志标识位置缺陷；标志标识设置顺序不规范，如多个标志牌在一起设置时，应按警告、禁止、指令，提示类型的顺序；其他标志标识缺陷。

14）有害光照，包括直射光、反射光、眩光、频闪效应等。

15）信息系统缺陷：数据传输缺陷，例如是否加密；自供电装置电池寿命过短，例如标准工作时间过短，经常出现检测设备断电；防爆等级缺陷，例如 Exib 等级较低，不适合涉及"两重点一重大"环境安装；等级保护缺项，是指保护不当导致信息错误、丢失、盗用；通信中断或延迟，是指光纤或 GPRS/NB－IoT 等传输方式不同导致延迟严重；数据采集缺陷，是指导致检测数据变化过于频繁或遗漏关键数据；网络环境，是指保护过低，导致系统被破坏、数据丢失、被盗用等。

16）其他物理性危险和有害因素。

(2) 化学性危险和有害因素（依据 GB 13690 中的规定）

牧场粉尘危害

1）理化危险：爆炸物、易燃气体、易燃气溶胶、氧化性气体、压力下气体、易燃液体、易燃固体、自反应物质或混合物、自燃液体、自燃固体、自热物质和混合物、遇水放出易燃气体的物质或混合物、氧化性液体、氧化性固体、有机过氧化物、金属腐蚀物。

2）健康危险：急性毒性、皮肤腐蚀/刺激、严重眼损伤/眼刺激、呼吸或皮肤过敏、生殖细胞突变性、致癌性、生殖毒性、特异性靶器官系统毒性——一次接触、特异性靶器官系统毒性——反复接触、吸入危险。

3）其他化学性危险和有害因素。

(3) 生物性危险和有害因素

1）致病微生物：细菌；病毒；真菌；其他致病微生物。

2）传染病媒介物。

3）致害动物。

4）致害植物。

5）其他生物性危险和有害因素。

3. 环境因素

包括室内、室外、地下（如隧道、矿井）、地上、水下、水上等作业（施工）环境。

(1) 室内作业场所环境不良

1）室内地面滑，是指室内地面、通道、楼梯被任何液体、熔融物质润湿，结冰或有其他易滑物等。

2）室内作业场所狭窄。

3）室内作业场所杂乱。

4）室内地面不平。

5）室内梯架缺陷，包括楼梯、阶梯、电动梯和活动梯架，以及这些设施的扶手、扶栏和护栏、护网等。

6）地面、墙和天花板上的开口缺陷，包括电梯井、修车坑、门窗开口、检修孔、孔洞、排水沟等。

7）房屋基础下沉。

8）室内安全通道缺陷，包括无安全通道；安全通道狭窄、不畅等。

9）房屋安全出口缺陷，包括无安全出口、设置不合理等。

10）采光照明不良，指照度不足或过强，烟尘弥漫影响照明等。

11）作业场所空气不良，是指自然通风差、无强制通风、风量不足或气流过大、缺氧、有害气体超限等，包括受限空间作业。

12）室内温度、湿度、气压不适。

13）室内给、排水不良。

14）室内涌水。

15）其他室内作业场所环境不良。

（2）室外作业场地环境不良

1）恶劣气候与环境，包括暴风、极端的温度、雷电、大雾、冰雹、暴雨雪、洪水、浪涌、泥石流、地震、海啸等。

2）作业场地和交通设施湿滑，包括铺设好的地面区域、阶梯、通道、道路、小路等被任何液体、熔融物质润湿，冰雪覆盖或有其他易滑物等。

3）作业场地狭窄。

4）作业场地杂乱。

5）作业场地不平，包括不平坦的地面和路面，有铺设的、未铺设的、草地、小鹅卵石或碎石地面和路面。

6）交通环境不良，包括道路、水路、轨道、航空；航道狭窄、有暗礁或险滩；其他道路、水路环境不良；道路急转陡坡、临水临崖。

7）脚手架、阶梯或活动梯架缺陷，包括这些设施的扶手、扶栏和护栏、护网等。

8）地面及地面开口缺陷，包括升降梯井、修车坑、水沟、水渠、路面、排土场、尾矿库等。

9）建（构）筑物和其他结构缺陷，包括建筑中或拆毁中的墙壁、桥梁、建筑物；筒仓、固定式粮仓、固定的槽罐和容器；屋顶、塔楼；排土场、尾矿库等。

10）门和围界设施缺陷，包括大门、栅栏、畜栏、铁丝网、电子围栏等。

11）作业场地地基下沉。

12）作业场地安全通道缺陷，包括无安全通道；安全通道狭窄、不畅等。

13）作业场地安全出口缺陷，包括无安全出口、安全出口设置不合理等。

14）作业场地光照不良，指光照不足或过强、烟尘弥漫影响光照等。

15）作业场地空气不良，指作业场地自然通风差或气流过大、作业场地缺氧、有害气体超限等，包括受限空间作业。

16）作业场地温度、湿度、气压不适。

17）作业场地涌水。

18）排水系统故障，例如排土场、尾矿库、隧道等。

19）其他室外作业场地环境不良。

（3）地下（含水下）作业环境不良　地下（含水下）作业环境不良不包含以上室内、室外作业环境已列出的有害因素。

1）隧道/矿井顶板或巷帮缺陷，例如矿井冒顶。

2）隧道/矿井作业面缺陷，例如矿井面帮。

3）隧道/矿井底板缺陷。

4）地下作业面空气不良，包括无风、风速超过规定的最大值或小于规定的最小值、氧气浓度低于规定值、有害气体浓度超限等，包括受限空间作业。

5）地下火。

6）冲击地压（岩爆），是指井巷或工作面周围岩体，由于弹性变形能的瞬间释放而产生突然剧烈破坏的动力现象。

7）地下水。

8）水下作业供氧不当。

9）其他地下作业环境不良。

（4）其他作业环境不良

1）强迫体位，是指生产设备、设施的设计或作业位置不符合人类工效学要求而易引起作业人员疲劳、劳损或事故的一种作业姿势。

2）综合性作业环境不良，是指显示有两种以上作业致害环境因素且不能分清主次的情况。

3）以上未包括的其他作业环境不良。

4. 管理因素

管理因素指机构和人员、制度及制度落实情况。

1）职业安全卫生管理机构设置和人员配备不健全。

2）职业安全卫生责任制不完善或未落实，包括平台经济等新业态。

3）职业安全卫生管理制度不完善或未落实：建设项目"三同时"制度；安全风险分级管控；事故隐患排查治理；培训教育制度；操作规程，包括作业指导书；职业卫生管理制度；其他职业安全卫生管理规章制度不健全，包括事故调查处理等制度不健全。

4）职业安全卫生投入不足。

5）应急管理缺陷：应急资源调查不充分；应急能力、风险评估不全面；事故应急预案缺陷，包括预案不健全、可操作性不强、无针对性；应急预案培训不到位；应急预案演练不规范；应急演练评估不到位；其他应急管理缺陷。

6）其他管理因素缺陷。

二、人类工效学对职业健康安全的影响

人类工效学是研究如何使机械设备、工作环境适应人的生理、心理特征，使人员操作简便、准确、失误少、工作效率高的一门研究学科。从事故致因的角度，机械设备、工作环境不符合人类工效学要求可能引起人的不安全行为。同时，职场中违背人类工效学设计的工作体系，也会造成工作压力增大，工作效率降低，带来生产损失。

人类工效学包含四个主要领域：人的系统、工作环境、人机界面和完整的工作体系。

1. 人的系统

人的系统主要与人相关，如体力方面、心理方面。它们表现为：

1）体力方面：耐力、力量和人体尺寸。

2）心理方面：理解、学习、对特定环境的反应。

2. 工作环境

工作环境的压力可能对工人的绩效造成严重影响。典型的环境刺激因素包括：

1) 极限温度。
2) 采光不足或照明系统设计简陋。
3) 通风不良。
4) 湿度过高。
5) 噪声。
6) 振动。
7) 灰尘。
8) 烟雾。
9) 辐射。

3. 人机界面

生产商和设计者制造的机器常因为功能设计、安装操作装置和显示器设计不科学而使操作者面临巨大的压力。高标准的人机界面应该考虑到操纵装置的设计，显示器、自动装置和通信系统的效果，尤其是大型机器，从而减少操纵者的错误。

人机界面操作

4. 完整的工作体系

这个阶段应考虑到疲倦和压力的潜在因素，以及工作效率和生产力因素，还应该考虑到具体的健康和安全特点，尤其是操作者错误的影响。人类工效学在工作场所中运用涉及的具体内容归纳在表2-1中。

表2-1　工作场所的人类工效学内容

人的系统	工作环境	人机界面	完整的工作体系
耐力	温度	操纵装置	疲劳
力量	照明	显示器	压力
人体尺寸	通风	自动装置	工作效率
理解	湿度	通信系统	生产力
学习	噪声		操作者错误
反应	振动		健康和安全
	灰尘、烟雾		姿势
	辐射		

 回答下列问题

1. 工作环境中存在的危害可能是物质、化学、生物、机械或心理等因素引起的，这取决于员工所从事的行业领域。你可能会遇到其中的一部分或者全部危险源。请在表2-2中列出自己目前所处工作环境中存在哪些危险源。

表 2-2　工作环境中存在的危险源

危险源类型	危险源名称
物质方面	
环境方面	
化学方面	
生物方面	
人类工效学方面	
心理危机方面	

2. 请指出图 2-2 中汽车修理车间中存在的危险源有哪些。

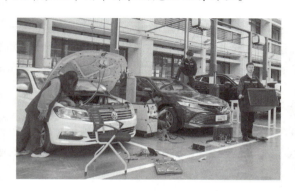

图 2-2　不安全的汽车修理车间

（1）列出两起物的不安全状态。

_____

_____

（2）列出四起人的不安全状态。

_____

_____

_____

_____

（3）列出三起作业环境的缺陷。

_____

_____

_____

（4）列出两起健康安全管理的缺陷。

_____

_____

任务 2.2　辨识潜在的危险源

辨识潜在的危险源微课

 任务学习目的

形成辨识周围环境中危险源的能力，具体如下：
1）知道辨识危险源应考虑的问题。
2）能够运用安全检查表辨识危险源。

 学习信息

在职业场所中，通常采用系统安全工程方法来解决复杂系统的安全问题，它包括系统危险源识别、风险评价和控制。避免风险的三个步骤如图 2-3 所示。由此可见：辨识危险源、评价风险是职业健康安全管理体系的根基，只有识别和评价出了不可容许的风险，才能有针对性地控制，从而减少事故发生。因此，不管工作环境是车间、实验室、工厂、厨房还是培训工作间，都会面对很多危险。作为一个学习者或工作者，需要确定周围是否存在着健康危害，因此，应该学会识别危险源的方法，避免事故发生。

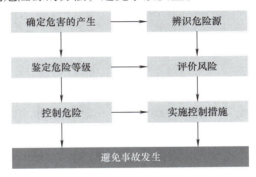

图 2-3　避免风险步骤

一、危险源辨识应考虑的问题

辨识危险源时应从以下三方面入手：
1）存在什么危险（危险源）？
2）谁（什么）会受到伤害？
3）伤害怎样发生？

表 2-3 列出了可能在工作场所发生的常见危害及可能引起的伤害后果。

GB/T 45001—2020《职业健康安全管理体系　要求及使用指南》指出：持续主动的危险源辨识始于任何新工作场所、设施、产品或组织的概念设计阶段。它宜随着设计的细化及其随后的运行持续进行，并贯穿其整个生命周期，以反映当前的、变化的和未来的活动。它包括产品的制造、建造、装备或测试过程中所存在的危害工作人员的危险源。因此，在确认危险源类型的基础上，对工作场所的危险源辨识过程还应该考虑以下因素。

表 2-3　工作场所常见危害及伤害后果

危险源	伤害怎样发生	受到伤害结果（伤害或危害的例子）
手工处理	过度劳累，重复运动	扭伤，破裂
跌倒	跌落物体，跌落，滑脱，绊倒	破裂，挫伤，撕裂，脱臼，震动，永久或致命伤害
电源	电流，灯光	烧伤，触电死亡
机器和设备	被机械击中，被机械钳住，翻转机械时被击中	挫伤，脱臼，破裂，截肢，永久或致命伤害
危害物质	化学制品，如酸、碳氢化合物、重金属等	毒性作用，皮炎，呼吸病症，癌症
极限温度	冷热效应	烧伤，蚊叮咬，中风
噪声	噪声过度	永久性听力损伤
辐射	紫外线，焊接弧闪光，微波，激光	烧伤，癌症，损坏视力，失明

1. 常规和非常规的活动和状况

1）常规的活动和状况经由日常运行和正常工作活动产生危险源。

2）非常规的活动和状况是指偶然出现的或非计划的活动和状况。

3）短期的活动或长期的活动可产生不同的危险源。

2. 人的因素

1）与人的能力、局限性及其他特征无关。

2）为了人能够安全和舒适地使用而应用于工具、机器、系统、活动或环境的信息。

3）宜考虑三个方面：活动、工作人员和组织，以及它们之间是如何相互作用并对职业健康安全产生影响的。

3. 新的或变化的危险源

1）可在因过于熟悉环境或环境变化而导致工作过程恶化、被更改、被适应或被演变时产生。

2）对工作实际开展情况的了解（如与工作人员一起观察和讨论危险源）能识别职业健康安全风险是否增加或降低。

4. 潜在紧急情况

1）需立即做出响应的、意外的或非计划的状况（如工作场所的机器着火；工作场所附近的自然灾害；工作人员正在从事与工作有关活动的其他地点的自然灾害）。

2）包括诸如在工作人员正从事与工作相关活动的地点发生了内乱而需要他们紧急疏散的情况。

5. 人员

1）工作场所附近或可能受到组织活动影响的人员（如路人、近邻或承包方）。

2）处于不在组织直接控制下的地点的工作人员，如从事流动工作的人员或前往其他地点从事与工作有关活动的人员（如物流工作人员、公共汽车司机、前往客户现场工作的服务人员）。

3）在家工作或独自工作的工作人员。

6. 有关危险源的知识或信息变化

1）有关危险源的知识、信息和新的理解可能来自于公开的文献、研究与开发、工作人员的反馈，以及组织自身运行经验的评审。

2）这些来源能够提供有关危险源和职业健康安全风险的新信息。

二、危险源辨识方法

1. 危险源辨识方法分类

危险源识别方法可以粗略分为经验对照法和系统安全分析法。为了控制事故发生，人们提出控制危险因素的法律法规和标准要求，并将它们作为危险源辨识的比对依据，这种方法称为经验对照法。系统安全分析法是通过分析系统中可能导致事故的各种因素及其相关联的过程从而辨识系统危险源的方法。与经验对照法相比较，系统安全分析法对需要掌握和运用的知识要求更高。

经验对照法常采用8种形式进行危险源辨识：询问、交流；头脑风暴；现场观察；测试分析；查阅有关记录；获取外部信息；工作任务分析；安全检查表。从一个职场员工所承担的责任角度出发，使用最为普遍的是安全检查表。下面着重介绍使用安全检查表的方法。

2. 安全检查表

安全检查表是为了确认系统对象符合拟定安全标准而编制的问题清单。使用安全检查表的作用有两个：一是认识系统中潜在的不安全因素；二是确定系统中实际出现的事故隐患。

安全检查表必须由专业人员、管理人员和实际操作者共同编制。为了找出系统不安全因素，对系统加以分析，列出各层次的不安全因素，然后确定检查项目，以提问的方式把检查项目按系统的组成顺序编制成表，以便检查评审。它没有统一格式，但是一般包括序号、检查内容（检查项目）、检查方法、结果确认（是/否或是打分）及其他。

表2-4是加油站储油罐安全检查评价表，表2-5是某公司综合安全检查表。它们都是根据国家、行业有关标准、规程及规定，结合国内外事故案例，通过系统分析确定危险部位及防范措施而编制的，每张检查表都包含一套完整的安全系统。

表2-4　加油站储油罐安全检查评价表

区域/工艺过程：加油站　　　装置/设备/设施：油罐、加油机、电气设备等
分析人员：＿＿＿＿　　　日期：＿＿＿＿　　　审核人：＿＿＿＿

序号	标准	产生偏差的主要后果	以往发生频率及现有安全控制措施	L	S	风险度（R）	建议改正控制措施
1	油罐应采用卧式钢制油罐，油罐的设计和建造，应满足油罐在所承受外压作用下的强度要求，并应有良好的防腐性能和导静电性能；钢制油罐所采用的钢板标准规格的厚度不小于5mm	油品泄漏、火灾爆炸	未发生，按国家规范设计、购买、安装、检测及现状评价、检查、维护保养	1	5	5	日常检查、按期检测

（续）

序号	标准	产生偏差的主要后果	以往发生频率及现有安全控制措施	L	S	风险度（R）	建议改正控制措施
2	加油站的汽、柴油罐应埋地设置，严禁设在室内或地下室内	火灾爆炸	未发生，按国家规范设计、购买、安装、检测及现状评价、检查、维护保养	1	5	5	日常检查、按期检测
3	油罐外表面防腐设计应采用不低于加强级的防腐绝缘层保护	腐蚀漏油、火灾	未发生，按国家规范设计、购买、安装、检测及现状评价、检查、维护保养	1	5	5	日常检查、按期检测
4	油罐受地下水或雨水作用有上浮的可能时，应采取防止油罐上浮的措施	油品泄漏、火灾爆炸	未发生，按国家规范设计、购买、安装、检测及现状评价、检查、维护保养	1	4	4	日常检查、按期检测
5	油罐的人孔应设操作井；油罐设置在行车道下面时，人孔操作井宜设置在行车道以外	油品泄漏、火灾爆炸	未发生，按国家规范设计、购买、安装、检测及现状评价、检查、维护保养	1	5	5	日常检查、维护保养、按期检测
6	油罐的顶部覆土厚度不应小于0.5m，油罐的周围应回填干净的沙子或细土，其厚度不应该小于0.3m	油品泄漏	未发生，按国家规范设计	1	5	5	日常检查

表2-5 公司综合安全检查表

编制人：　　　审核人：　　　批准人：　　　检查时间：　　年　月　日

序号	检查项目	检查标准	检查方法（或依据）	检查评价	
				符合	不符合及主要问题
1	工艺管理	1. 岗位操作人员严格遵守操作规范，中控指标执行良好，操作记录及时、真实、字迹清晰工整 2. 各连锁装置必须投用，完好。摘除、恢复连锁装置必须履行相关手续 3. 冬季防冻防凝保温、夏季防暑降温措施完好	查现场查记录		

(续)

序号	检查项目	检查标准	检查方法（或依据）	检查评价 符合	检查评价 不符合及主要问题
2	设备管理	1. 认真执行设备管理制度，设备维护保养、润滑、包机等落实到位 2. 备用设备状态良好，定期检查维护，达到随时启用 3. 现场无跑、冒、滴、漏现象，卫生状况良好 4. 机泵泵体、阀门、法兰、压力表、温度计等完好。无杂音、无振动，暴露在外的传动部位有符合标准的安全防护罩	查现场		
3	关键装置及重点部位	严格执行关键装置重点部位安全管理制度，设备设施运行良好，各监测报警装置安装齐全，运行良好，安全附件齐全均在检测期内，并运行良好，档案及安全检查记录齐全，应急预案按期演练	查现场 查记录		
4	电气管理	严格执行各项规程，落实防火、防水、防小动物措施，室内通风良好，照明良好。变、配电间清洁卫生，无渗油及漏油现象，变压油位、油温正常，无杂音，各接地良好，附属设备完好。按要求配备绝缘工具，定期检查，有测试报告和记录。防爆区电气设施符合防爆要求	查现场 查记录		
5	消防管理	供水消防泵一切设施完好，随时处于备用状态。厂区内消防栓开启灵活，出水正常，排水良好，出水口扣盖、橡胶垫圈齐全完好。消防枪、消防水带等完好。消防水管管径及消防栓的配备数量和地点应符合国家标准。消防柜内器材放置在干燥、清洁处，附件完好无损。消防通道畅通无阻、消防水管保温良好	查现场		

 危险源辨识与工作页

本任务要求学习者根据自己的学习或工作环境，进行危险源辨识。

1）按照以下流程完成，填写安全检查清单，说明不安全因素。

2）对不安全因素造成的职业压力进行描述。

3）当完成这个任务达到要求时，鉴定教师会同意你进入到下一个任务学习。

1. 运用人类工效学，采用安全检查表对计算机教室（见图2-4）进行职业健康安全检查，并把检查结果列在表2-6中。

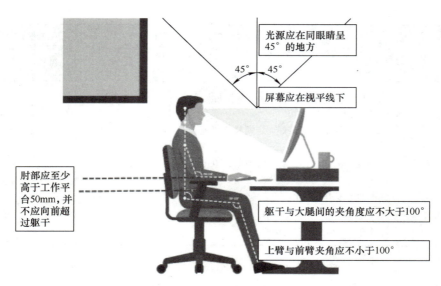

图 2-4　计算机教室的人类工效学要求

表 2-6　计算机教室安全检查表

检查内容	是	否	具体说明原因
1）工作平台的高度 　　– 如果高度固定：应距地面 680～720mm 　　– 如果高度可调：应距地面 580～730mm			
2）工作平台的面积 　　– 左右宽度：至少 1500mm 　　– 前后宽度：至少 550mm 　　– 工作台厚度：至少 25mm			
3）腿部空间 　　– 左右宽度：至少 800mm 　　– 前后宽度：至少 550mm 　　– 高度：至少 580mm			
4）工作视觉范围：350～750mm			
5）肘部应至少高于工作平台 50mm，并不应向前超过躯干			
6）座位高度 　　– 座位平面距地面：380～510mm 　　– 坐垫前后距离：330～430mm 　　– 脚垫面积：300mm×375mm			
7）合理分配工作量进行肢体放松（例如：每小时至少 10 分钟），避免长时间在工作平台工作			
8）员工能访问职场安全与健康之计算机工作环境人类工效学的网站，并且能够调整工作平台以适应个人需要			

2. 必须考虑任何危害可能在工作或学习环境中对其他人安全所造成的影响。确定危害的过程是指在工作过程中已经采取了合理的措施，以确保工作场所所有人员的健康安全，这是职业健康安全法律法规所要求的。下面请选择一个工作环境（可以是实训场地或校外顶岗实习基地）按照表 2-7 中项目所列出的 13 个方面的内容进行职业健康安全检查。

表 2-7　职业健康安全检查清单——工作环境

总体情况	是	否	说明原因
1）工作区域适合工作			
2）工作区域干净整洁			
3）为危险性工作制定安全操作流程规范			
4）具有职场安全卫生政策			
5）具有意外/事故报告表			
6）自上次检查以来，对员工职场安全卫生培训进行记录			
7）对自上次检查以后新进的员工进行适当介绍			
8）足够的垃圾箱			
9）对重大人工操作工作的风险性进行评定			
10）需要时，有运送设备可使用			
11）必要时，对员工进行人工操作训练			
12）必要时，员工能向同事寻求帮助			
紧急措施	是	否	说明原因
1）制定并实施了部门应急行动计划，对当地的应急措施进行了说明			
2）指定了紧急情况（火灾）下的民间消防队长和消防员，并有头盔以示识别			
3）所有紧急情况的监管人均经过培训			
4）放置及固定了合适的灭火装置，并配以适当的标牌			
5）每隔 6 个月对灭火器进行更换			
6）消火栓及水龙带卷盘维护更新			
7）灭火毯被明显地固定在可拿到的区域			
8）天花板上的消防洒水器/热感应探头无故障			
9）消防洒水器/热感应探头未损坏			
10）消防门无损坏、故障			
11）突出显示应急电话号码（贴在电话上）			
12）前 6 个月期间有应急疏散演练			
13）所有员工都有紧急措施意识；对所有新员工均进行了应急措施介绍说明			
急救设施	是	否	说明原因
1）有可用的急救箱			
2）急救箱内的物品均经过检验			

（续）

急救设施	是	否	说明原因
3）有指定急救箱负责人			
4）有公开指定急救人员			
5）急救人员经过培训，并有定期温习培训			

卫生设施	是	否	说明原因
1）有洗手设施			
2）洗手间清洁卫生，用品摆放整洁			

出　口	是	否	说明原因
1）出口无障碍物			
2）必要时，有自出口方向的发光指示标志			
3）出口门未上锁			

地　板	是	否	说明原因
1）地板平面平坦，未破损，防滑			
2）调整地面覆盖物以防意外			
3）地毯状况良好，无划破、不平、裂缝及松散的布缝			
4）无明显木片			

通　路	是	否	说明原因
1）走廊光线充足			
2）走廊无障碍物			
3）通路至少有600mm宽			
4）通路上未放置设备			
5）楼梯干净整洁			
6）楼梯上无破损梯面			
7）扶手无故障			
8）楼梯平台洁净			

电　力	是	否	说明原因
1）足够的电源插座			
2）开关/电源插座工作正常			
3）仅使用认可的电源板			
4）电源板在地板或工作台上固定良好			
5）电源板不作他用			
6）延长线不作他用			
7）没有磨损或不全的电线			
8）地板上的电线均加以标识			

（续）

电　力	是	否	说明原因
9）无紧绷的电线			
10）电线未暴露在潮湿处			
11）二氧化碳灭火器安置在开关板旁边			
12）对所有保有的电器设备进行登记			
13）对电器设备的每一项的风险评测记录和适当周期的电力测试进行登记			
14）对所需电力测试记录表及其结束工作进行登记			

照　明	是	否	说明原因
1）为所做工作提供充足的照明			
2）视频显示设备的屏幕上无反射			
3）照明配件干净且无故障			
4）无窗房间有应急照明			
5）照明开关容易找到			

通　风	是	否	说明原因
1）办公室/实验室温度在 18～30℃			
2）湿度在大部分员工主观可接受的范围内			
3）无台式辐射物			
4）复印机安置在通风良好处			
5）没有来自任何空调的噪声			
6）可接受的空气质量（烟、灰尘、花粉、氧气及二氧化碳含量）			

存　储	是	否	说明原因
1）除专门存放地外，存放物不得高于 1.8m			
2）如所需存放物高于 1.8m，可提供帮助			
3）人字梯有坚固的撑挡			
4）物品存放安全、有序、不会掉落			
5）可安全取回			
6）存储地无粗糙毛边或突出物			
7）壁橱、书架靠墙或紧贴地面，以防翻倒			
8）壁橱开口方向不朝向人行通道			

安　全	是	否	说明原因
1）对保存的危险材料、货物进行登记			
2）在每个相关工作场所，都有针对所有危险材料的材料安全数据单			
3）正确标识所有容器			

(续)

职业压力（此方面内容将单独描述）

附加内容：

任务2.3　评价风险

任务学习目的

形成对危险源进行正确的风险评价的能力。
1）知道风险评价的定义和任务。

2）能够运用矩阵评价方法评价风险。
3）了解不同行业危险源辨识与风险评价。

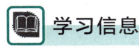学习信息

在自然界中充满着各种各样的风险，如地震、水灾、火灾、风灾、雹灾、冻灾、旱灾、虫灾以及各种瘟疫等，同样在人类的生产和生活过程中也总是伴随着风险。

一、职业健康安全风险评价

1. 职业健康安全风险

职业健康安全风险是指与工作相关的危险事件或暴露发生的可能性与由危险事件或暴露而导致的伤害和健康损害的严重性的组合（摘自 GB/T 45001—2020）。

风险是危险源的结果。一旦确认了危险源，就必须对危险源带来的风险进行评级，即围绕它对人们的健康安全造成即时的或可能的伤害，以及产生故障的后果进行评价。

2. 职业健康安全风险评价

GB/T 45001—2020《职业健康安全管理体系 要求及使用指南》中指出：在职业健康安全风险和职业健康安全管理体系的其他风险评价中，组织应建立、实施和保持过程，以评价来自于已辨识的危险源的职业健康安全风险，同时必须考虑现有控制的有效性；确定和评价与建立、实施、运行和保持职业健康安全管理体系相关的其他风险。

3. 职业健康安全风险评价的任务

职业健康安全风险评价的任务是评价识别出的危害的风险程度，确定不可容许的风险，并给出优先顺序的排列。

职业健康安全风险评价主要是针对危险情况的可能性和严重性进行分析。它包括两个主要阶段：

第一阶段是对风险进行分析评估，确定其大小等级。

第二阶段是将风险与可容许风险标准进行比较，判定其是否可容许。

二、职业健康安全风险评价的方法和等级

职业健康安全风险评价方法有定性风险评价方法和定量风险评价方法。定性风险评价方法相对比较粗略，一般用于对危险源或系统的初步风险评价。定量风险评价方法是在将与风险相关的参数进行量化的基础上进行的风险评价。定量风险评价方法又分为相对的风险评价方法和概率的风险评价方法。相对的风险评价方法是对于危险源或系统的风险相关的参数进行量化打分，进而得到描述风险程度的数量值。

不同的组织可能会有不同的风险评价方法。如果面临多种风险，又想快速地确定最危险的一个，采用相对的风险评价方法中的矩阵法（见表 2-8）来评价风险水平是一种常见易行的评价方法。从表中可知，风险分为四个等级：低风险、中等风险、较大风险、重大风险。

表 2-8　风险评价表

风险水平		危险产生后果等级（伤害严重度）			
		轻微伤害	中等伤害	严重伤害	重大伤害
事故发生的可能性等级	几乎肯定发生	中等风险	较大风险	重大风险	重大风险
	很可能发生	中等风险	较大风险	较大风险	重大风险
	中等可能	低风险	中等风险	较大风险	较大风险
	不大可能	低风险	低风险	中等风险	中等风险

三、职业健康安全风险评价可能性和后果等级评价准则

风险程度大小取决于系统中危险源导致伤害或健康损害的可能性大小和后果（严重度）大小两个方面。风险评价可能性等级示例见表 2-9；风险评价后果等级示例见表 2-10。

表 2-9　风险评价可能性等级示例

级别	发生事故的可能性	含义	例子
4	几乎肯定发生	预计在多数情况下事件每天至每周发生一次	单个仪器或阀门故障；软管泄漏；人操作不当
3	很可能发生	多数情况下事件每周至每月发生一次	两个仪器或阀门故障；软管破裂；管道泄漏；人为失误
2	中等可能	事件有时发生，每月至每年发生一次	设备故障和人为失误同时发生；小型工艺过程或装置完全失效
1	不大可能	事件仅在例外情况下发生	多个设备或阀门故障；许多人为失误；大型工艺过程或装置自发失效

表 2-10　风险评价后果等级示例

级别	事故产生的后果	损失（影响）		
		人员	环境	设备/元
4	重大伤害	群死群伤	有重大环境影响的不可控排放	设备损失大于 1 亿
3	严重伤害	一人死亡或群伤	有中等环境影响的不可控排放	设备损失 1000 万～1 亿
2	中等伤害	严重伤害，需要医院诊治	有较轻环境影响的不可控排放	设备损失 100 万～1000 万
1	轻微伤害	仅需急救的伤害	有局部环境影响的可控排放	设备损失 10 万～100 万

1. 伤害可能性判断考虑因素

1）暴露人数。

2）持续暴露时间和频率。

3）供应（如电、水）中断。
4）设备、机械部件以及安全装置失灵。
5）暴露于恶劣气候。
6）个体防护用品所能提供的保护及其使用率。
7）人的不安全行为，即不经意的错误或故意违反操作规程，如下述人员：
① 不知道危险源是什么。
② 可能不具备开展工作所需要的必备知识、体能或技能。
③ 低估所暴露的风险。
④ 低估安全工作方法的实用性和有效性。

人的不安全行为

2. 伤害严重度判断考虑因素

（1）轻微伤害
1）表面损伤、轻微的割伤和擦伤、粉尘对眼睛的刺激。
2）烦躁和刺激（如头痛），暂时性的不适疾病。

（2）伤害
1）划伤、烧伤、脑震荡、严重扭伤、轻微骨折。
2）耳聋、皮炎、哮喘、与工作相关的上肢损伤、导致永久性轻微功能丧失的疾病。

轻微伤害-粉尘危害

（3）严重伤害
1）截肢、严重骨折、中毒、复合伤害。
2）职业癌、其他导致寿命严重缩短的疾病、急性不治之症。

（4）重大伤害　致命伤害，如死亡。

伤害（骨折）

四、风险评价实例

风险水平分为低风险、中等风险、较大风险、重大风险四个等级。

使用表2-8风险评价方法步骤：

（1）首先考虑危险产生的后果　确定危险是否会导致轻微伤害、中等伤害、严重伤害、重大伤害。

（2）然后考虑事故发生的可能性　分为几乎肯定、很可能、中等可能、不大可能。

危险的电线—铝线氧化

（3）再找出风险评价表中两种情况的交叉之处，确定其风险评价等级

如：进行现场视察时，发现一段长电线上包裹电线的绝缘层有一切口，如图2-5所示，虽然在绝缘层上有切口带来的后果是严重伤害，但是发生受伤的情况是不大可能的。所以最终确定两种情况交叉的风险评价等级是中等风险水平。

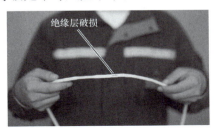

图2-5　一段不安全的电线

五、不同行业危险源辨识与风险评价

不同的行业都存在着危险源，只有清楚地辨识它们并对其进行正确的评价，才能避免事故的发生，减少伤害。

> 教材资源包附有电子行业、房屋建筑施工业、煤炭开采业、汽车制造行业、机械制造行业、化工行业的危险源辨识与风险评级清单，学生可以参照危险源辨识与风险评级清单对不同行业危险源进行辨识与风险评价。

 回答下列问题

1. 判断表2-11中所列每个情况的风险等级是什么，将结果用"☑"表示。

表2-11 风险情况示例列表

情况示例	风险等级			
	低	中	较大	重大
这台机器有很多安全特征，但如果发生事故，它造成的伤害可能极度严重	☐	☐	☐	☐
这间培训室朝北，下午会变得较热。如果计算机全天都开着，情况会更糟。房间配有空调，但真正热的时候它运转不太好。有时学习者抱怨房间太闷，他们觉得很困	☐	☐	☐	☐
有人将饮料洒在工作车间外面的走廊上	☐	☐	☐	☐
这项培训在一个繁忙的厨房里进行。学习者都是有经验的厨师，他们来进行职业拓展培训	☐	☐	☐	☐
一些椅子堆在通往教室的楼梯平台上，想要通过有一定的困难	☐	☐	☐	☐

2. 表2-12是机械行业中切削加工车间危险源清单，请用定性方法对可能导致的风险进行评价，并将评价等级标注在表中。

表2-12 机械行业切削加工车间危险源清单

序号	危险源	时态	状态	可能导致的风险	评价风险等级	控制方法
1	切屑飞溅	现在	正常	伤人、灼人、扎脚		
2	工件飞逸	过去	异常	机械伤害		
3	卡盘飞逸	过去	异常	机械伤害		
4	刀具破碎飞逸	过去	异常	机械伤害		
5	加工中测量、擦洗	过去	异常	机械伤害		
6	机床接地不良	过去	异常	触电伤害		
7	电器漏电	过去	异常	触电伤害		
8	防护用品使用不当	过去	异常	人员伤害		
9	润滑油泄漏	现在	正常	人员滑倒摔伤		
10	切削液泄漏	现在	正常	人员滑倒摔伤		

（续）

序号	危险源	时态	状态	可能导致的风险	评价风险等级	控制方法
11	噪声排放	现在	正常	听力损伤		
12	铸件加工粉尘排放	现在	正常	诱发职业病		
13	铸锻件加工油烟排放	现在	正常	诱发职业病		
14	脚踏板损坏	将来	异常	人员绊倒摔伤		

 危险评价与工作页

请你根据教师制订的一个工作环境（可以是实训场地、校外顶岗实习基地），在该工作环境安全人员的带领下，按照以下流程完成风险评价的四部分工作，并将风险评价结果记录在表 2-13 中。

表 2-13 职业场所危险源辨识与评价风险

第一部分：找出工作环境危险源并评价风险

危险源	风险	风险等级				风险控制行动计划	责任人	消除危险完成日期
		低	中	较大	重大			
如：电源线随意放在地上	员工可能踩在上面并受伤				✓	将电线移到墙边并固定好	安全检查员	

第二部分：对有特殊需求员工的职业健康安全安排检查

员工是否有特殊的需求，企业是否要为他们进行特殊的职业健康和安全安排	
具有特殊需求的员工是否会带来潜在的危险	是 □ 不是 □

第三部分：为员工提供的职业健康和安全信息检查

需要为员工提供哪些相关的职业健康和安全的信息 如何鉴定员工已知道的职业健康和安全方面的要求	
在学习与培训期间需要实施哪些监督方案	
会向员工提供个人保护设备吗？如果会，那么列出具体要提供的个人保护设备	

第四部分：汇报要求

是否有必要向上级汇报检查情况	

项目2学习检查单

检查内容	肯定回答
1. 职业目标	
认识危险产生的原因与类型	
认识人类工效学对职业健康与安全的影响	
能够运用安全检查表辨识危险源	
能够运用矩阵评价方法评价风险	
认识不同行业危险源辨识与风险评价	
2. 素养目标	
强化责任感，履行职业健康环境危险源辨识职责	
树立危险忧患意识，强化职业健康风险预测工作	
3. 关键能力	
你是否根据已有程序和预定标准，收集、分析和组织完成资料	
你是否依据标准能正确、精确、有效地交流信息	
你是否按计划有组织地活动以完成目标	
你是否能充分使用学习资源完成学习目标	

完成情况

　　所有上述表格必须是肯定回答。如果不是，应咨询教师是否需要增加学习活动，以达到要求的能力。

教师签字 _____

学生签字 _____

完成日期和时间 _____

项目3
实施事故预防与风险控制措施

 项目学习目标

通过本项目的学习，针对不同的危险因素，正确运用事故预防与风险控制原则，提高实施事故预防与风险控制措施的能力。其具体表现为：

1. 职业目标
1) 认识事故预防与风险控制原则。
2) 正确选用个人劳动防护装备。
3) 正确地辨识安全标志，指导采取安全行为。
4) 实施正确的人工搬运步骤，避免带来身体伤害。
5) 实施事故预防九项措施，消除故障隐患。

2. 素养目标
1) 树立安全规范意识，养成职业规范的安全行为。
2) 强化安全规范教育，培养自我保护能力。

 素养导学

定能胜利！他们用微光筑起"防火长城"

2022年夏季，重庆等地持续高温干旱，多地突发山林火灾，各方救援力量集结，云南省森林消防总队736名指战员，穿越滇、黔、川、渝4省区，远行1300余千米，跨区增援重庆北碚缙云山等火场。现场联合指挥组面对北碚东北侧这条火线快速燃烧，审时度势，决定采取"以火攻火"灭火策略，于8月25日晚上8时开始点火。只见山体一侧是熊熊燃烧的烈火，救援人员在一线奋战；另一侧是沿着隔离带筑起的"人墙"，志愿者们在专业救援力量的带领和指挥下，以接龙的方式往山上运送灭火器、水等物资，他们用几千只电筒闪烁，形成了一条狭长的防火道，短短3小时把将近1千米的大火火头压住，堵截火势向缙云山核心发展。

央视新闻报道：那里根本没有路，那处原本没有灯，是消防勇士们无畏的脚步，是无数志愿者常亮的头灯，是重庆儿女坚定的身影，共同筑起"防火长城"！

任务3.1 认识事故预防与风险控制原则

 任务学习目的

认识事故预防与风险控制原则，为正确采取适当的预防与控制措施奠定

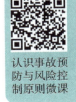

认识事故预防与风险控制原则微课

基础。
1）认识事故预防与风险控制原则。
2）认识风险控制运用原则。

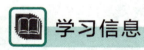 学习信息

当进行职场安全检查，辨识出危险，并对其进行风险等级评价后，最后一步就是控制风险。风险控制意味着采取一系列控制措施降低或消除伤害发生的可能性和后果，避免事故发生。

一、事故预防与风险控制原则

按事故预防对策等级顺序的要求，事故预防与风险控制原则如图3-1所示，即采取消除、替代、隔离风险方法，运用工程技术和行政管理控制，提供个人防护用品用具等措施，来消除风险、降低风险。

1. 消除风险

消除风险是指排除有毒性的物质，避免使用危险的机器或实施错误的工作流程。

消除风险的方法并不能消除所有的危险。当消除风险控制不可行时，职场健康安全法规要求将危险发生的可能性尽力降低。

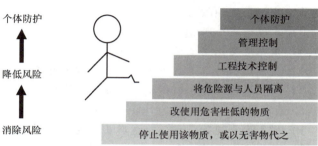

图3-1　事故预防与风险控制原则

2. 替代风险

替代风险是指把一个有毒性物质、危险的器械或危险操作过程，换为对身体没有危害的物质或过程。

替代是一种花费较少的控制风险的方法。如果某个正在使用的化学制剂释放危险的气体，用一种危害相对较小的化学制剂来替代，这比安装一个贵重的通风系统更有意义。

3. 隔离风险

隔离风险是指使用某一个系统收集机器产生的烟雾、处理有毒物质、使用声音隔离间控制有噪声的器械，如汽车维修车间安装废气管道来排出维修场所内汽车产生的废气。在无法消除或使用替代物来减弱危险、危害的情况下，应将人员与危险、危害因素隔开以及将不能共存的物质分开，如遥控作业、安全罩、防护屏、隔离操作室、安全距离、事故发生时的自救装置（如防毒服、各类防护面具）等。

4. 工程技术控制风险

工程技术控制风险是指通过改变工作流程、设备或工具等工程技术设计来控制风险。如：
1）安装机器防护装置和机器操作控制系统。
2）通风系统排除化学烟雾和灰尘，使用洒水湿润技术使灰尘程度最小化。

隔离风险–给机械装置装安全罩

3）在手动搬运过程中，改变工件陈列摆放位置，使人体弯曲和扭曲的程度最小化。

5. 行政管理控制风险

行政管理控制风险是指改变工作流程，降低工作人员暴露在已有危险的频率。例如：

1）用工作轮换的方法来缩短在危险环境的暴露时间。
2）用控制处于危险环境次数的方法，控制暴露于危险的人数。

6. 个人防护用品用具

个人防护用品用具是指使用个人防护性服装、鞋、头盔和耳套等。

个人防护装备

在确实不能降低危险的情况下，确定个人防护用品用具项目是很困难的。在计划配置个人防护用品用具时，只有在考虑了其他的控制措施后，才能确定适用的个人防护用品用具。所以，必须按照《中华人民共和国劳动法》第 54 条规定，用人单位必须为劳动者提供符合国家规定的劳动安全卫生条件和必要的劳动防护用品。

1）为个人提供适合需求的防护性服装和用具。
2）提供个人防护性服装和用具使用的指令。
3）提供实施标准。
4）提供有效、清洁的个人防护性服装和用具。

二、运用原则

风险控制过程如图 3-2 所示，其运用原则分为以下三个步骤：

第一步：如果消除危险不能实施控制，下一步采用替代、隔离和工程技术控制措施都将是最好的解决方法。

第二步：如果使用消除、替代、隔离或工程技术控制风险都不起作用，或当这些方面使用后，风险仍然存在，那么就应该使用行政管理方法控制风险。

第三步：当行政管理方法使用后，如果风险仍旧不能得到有效的控制，那么就应使用个人防护用品用具作为过渡性的措施。

下面从拆卸和更换新能源汽车蓄电池模组作业流程（见图 3-3）中来理解事故预防与风险控制原则的运用。

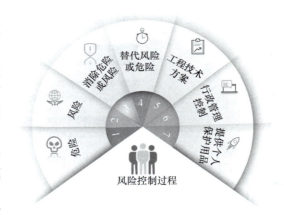

图 3-2　风险控制过程展示图

（1）工作目的　安全拆除和更换新能源汽车蓄电池模组，在需要时更换蓄电池模组采集器。

（2）工作中的潜在危险

1）不绝缘的工具。
2）潮湿的工作场所。
3）触电伤害或死亡。

维修汽车触电

（3）个人防护装置　绝缘手套，工作服，绝缘靴，工作帽。

图 3-3 所示为拆卸和更换新能源汽车蓄电池模组工作的安全体系，从图 3-3 中可以看

出，在控制风险中首先采用了个人防护装备用具，如穿戴绝缘手套、工作服、安全靴、安全帽，避免在潮湿的工作场所触电损伤。其次采取了消除风险措施，使用绝缘工具按照规定工作流程进行任务实施。

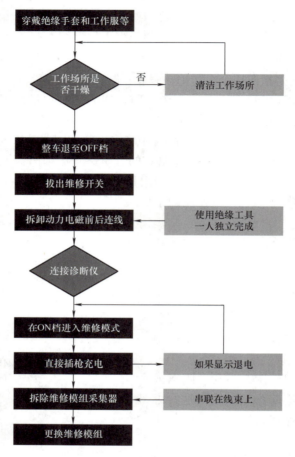

图3-3 拆卸和更换新能源汽车蓄电池模组工作的安全体系

 回答下列问题

请运用风险控制原则，指出图3-4、图3-5中应该采用什么原则消除事故隐患。

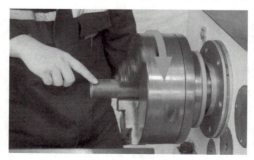

图3-4 手伤害

项目3　实施事故预防与风险控制措施

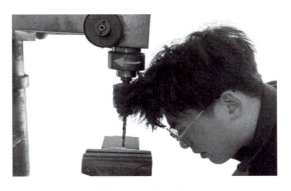

图 3-5　头发被卷入

任务 3.2　正确选用个人劳动防护用品

 任务学习目的

根据工作任务的性质，正确选用个人劳动防护用品。
1）正确选用头部防护装备。
2）正确选用呼吸器官防护装备。
3）正确选用眼、面防护装备。
4）正确选用听力防护装备。
5）正确选用手部防护装备。
6）正确选用足部防护装备。
7）正确选用躯体防护装备。
8）正确选用坠落防护装备。

 学习信息

GB 39800.1—2020《个体防护装备配备规范》指出个体防护装备的劳动防护用品是指从业人员为防御物理、化学、生物等外界因素伤害所穿戴、配备和使用的防护品的总称。其作用就是使用一定的屏蔽体、过滤体、系带或浮体，采取阻隔、封闭、呼吸、分散、悬浮等手段，保护人肌体的局部或全部免受外来的侵害。

个人劳动防护用品是劳动者防止职业毒害和伤害的最后一项有效措施。在劳动条件差，危险程度高或防护措施起不到作用的情况下，如在抢修或检修设备、野外露天作业、整改事故或隐患、生产工艺落后以及设备老化等情况下，

个人防护装备的重要性微课

个人劳动防护用品成为劳动保护的主要措施。

从职业卫生角度考虑，个人劳动防护装备可分为八类：头部防护、呼吸防护、眼面防护、听力防护、手部防护、足部防护、躯体防护、坠落防护。个体防护装备配备原则如下：

1）作业场所中存在职业性危害因素和危险风险时，用人单位应为作业人员配备符合国家标准或行业标准的个体防护装备。

2）用人单位为作业人员配备的个体防护装备应与作业场所的环境状况、作业状况、存在的危害因素和危害程度相适应，应与作业人员相适合，且个体防护装备本身不应导致其他额外的风险。

3）用人单位配备个体防护装备时，应在保证有效防护的基础上，兼顾舒适性。

4）需要同时配备多种个体防护装备时，应考虑使用的兼容性和功能替代性，确保防护有效。

5）用人单位应对其使用的劳务派遣工、临时聘用人员、接纳的实习生和允许进入作业地点的其他外来人员进行个体防护装备的配备及管理。

6）用人单位应在本部分基础上结合所在行业个体防护装备配备国家标准进行个体防护装备的配套及管理；无所在行业个体防护装备国家标准时，应按照本部分要求进行个体防护装备的配备及管理。

一、头部防护

1. 造成头部伤害因素

（1）物体打击伤害　在生产中，如深坑施工、矿山开采、隧道涵洞作业、建筑施工、爆破等，可能发生物件、岩石、土块、建筑材料（如砖块、木料）、工具和零部件从高处坠落或抛出击中在场人员的头部造成伤害。

（2）高处坠落伤害　在生产中，如建筑、安装、维修、攀高作业有可能发生人体坠落事故。由于坠落而头部损伤致死者在伤亡事故占比较高。

（3）机械性损伤　在生产中，如旋转的机床、叶轮、传动带运输设备，若作业人员不慎将毛发卷入其中，则可造成严重的毛发和头皮撕脱伤害，甚至将人带入机器中危及生命。

（4）污染毛发（头皮）伤害　在涂料（油漆）作业、粉尘作业、农药喷洒、生物制品生产等环境存在化学腐蚀或生物性物质，可能污染头皮，对头发和皮肤造成伤害。

安全帽类型

2. 头部防护装备分类

根据头部防护装备的防护用途分为以下两类（图3-6）。其作用如下：

（1）安全帽　对人头部受坠物及其他特定因素引起的伤害起防护作用的装备，适用于造船、煤矿、冶金、有色、石油、天然气、化工、建材、电力、汽车、机械等存在坠物或头部产生碰撞风险的作业场所，如图3-6a所示。

（2）防静电工作帽　为防止帽体上的静电荷积聚而制成的工作帽，适用于电子、造船、煤矿、石油、天然气、烟花爆竹、化工、轻工、烟草、电力、汽车等静电敏感区域或火灾和爆炸危险场所，如图3-6b所示。

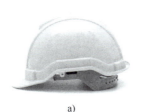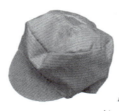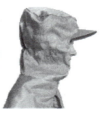

图 3-6 头部防护装备

a) 安全帽 b) 防静电工作帽

3. 头部防护装备的正确使用

1) 由带子调节缓冲衬垫的松紧，人的头顶和帽体内顶部的空间至少要有 32mm 才能使用。

2) 使用时不要将安全帽歪戴在脑后，否则会降低对冲击的防护作用。

3) 安全帽带要系紧，防止因松动而降低抗冲能力。

4) 安全帽要定期检查，发现帽子有龟裂、下凹、裂痕或严重磨损等，立即更换。

5) 正确使用各类安全帽，如果戴法不正确，就起不到充分防护作用，特别是对防坠落物打击的一类安全帽，更要懂得其性能，注意正确使用维护方法。

安全帽安全基础

安全帽的佩戴

二、呼吸器官防护

1. 呼吸器官伤害因素

在生产过程中，当空气中的生产性粉尘和生产性毒性浓度超过卫生标准，会对现场作业人员的健康造成危害。

危及健康的物质可能是固体状态、液体状态、气体状态，甚至是尘状的。这些物质对人体的影响主要是通过肺吸收，很小部分通过皮肤吸收然后由血液循环进入肝。图 3-7 展示了人体吸收危险物质的途径。

(1) 急性呼吸器官伤害影响后果 非常容易被辨认，它们通常表现为短期的影响，如呕吐、呼吸困难，严重的时候，会发生突然死亡。大多数情况下，这些症状是临时的，可以完全消失。

(2) 慢性呼吸器官伤害影响后果 可能会很多年才被发现，包括肌肉抽筋、记忆丧失、癌症。有时，如果这些毒性移动，症状可能会消失，但是这种危害是长久的。

因此，当员工处于生产性粉尘和生产性毒性工作环境，一定要选择适当的呼吸器官防护装备。

2. 呼吸防护装备的分类

呼吸防护装备是预防尘肺和职业中毒等职业病的重要装备。呼吸防护装备按防护用途分为防尘、防毒和供氧三类，主要防护装备有以下八种。

(1) 自吸过滤式防颗粒物呼吸器 又称防尘口罩，靠佩戴者呼吸克服部件气流阻力的

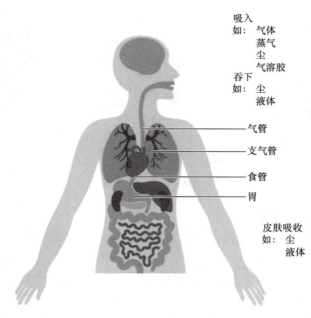

图 3-7 人体吸收危险物质的途径

过滤式呼吸器，用于防御颗粒物的伤害，适用于造船、煤矿、冶金、有色、石油、天然气、烟花爆竹、化工、建材、非煤炭矿山等存在各类颗粒污染物的作业场所，不适用于防护有害气体和蒸气，也不适用于缺氧环境、水下作业、逃生和消防用。

简单防尘口罩分为无呼吸气阀和有呼吸气阀两种。无呼吸阀式指吸气和呼气都通过滤料的简单防尘口罩（见图3-8a），有呼吸阀式指吸气和呼气分开的防尘口罩（见图3-8b、c、d）。

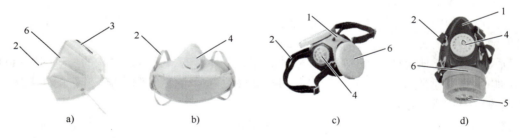

图 3-8 自吸过滤式防尘口罩

a）自吸过滤式无阀简单防尘口罩　b）自吸过滤式复式防尘口罩　c）自吸过滤式复式防尘口罩（有呼气阀）
d）自吸过滤式复式防尘口罩（有吸气阀呼气阀）
1—面罩底座　2—头带　3—调节阀　4—呼气阀　5—吸气阀　6—滤料（过滤器）

（2）自吸过滤式防毒面具　靠佩戴者呼吸克服部件阻力，防御有毒、有害气体或蒸气、颗粒物等对呼吸系统或眼面部的伤害，适用于造船、煤矿、冶金、有色、石油、天然气、烟花爆竹、化工、轻工、电力等存在有毒气体、蒸气、颗粒物等的作业场所，不适用于缺氧环境、水下作业、逃生和消防热区用。

1）导管式防毒面具。又称隔离式防毒面具，是由将眼、鼻、和口全遮掩住的面罩、滤毒罐和导管等部件组成（见图3-9）。

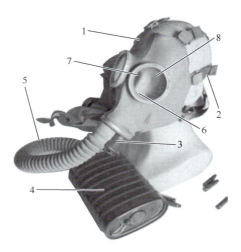

图 3-9　隔离式防毒面具

1—面罩　2—头部系带　3—排气阀　4—滤毒罐　5—导管　6—吸气阀　7—隔障　8—目镜

2）直接式防毒面具。由全面罩或半面罩直接与滤毒罐（小型）或滤毒盒相连接（见图 3-10、图 3-11）。

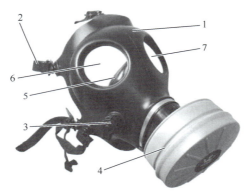

图 3-10　直接式全面罩防毒面具

1—面罩　2—头部系带　3—排气阀　4—小型滤毒罐　5—吸气阀　6—隔障　7—目镜

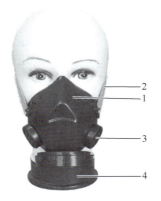

图 3-11　直接式半面罩防毒口罩

1—面罩　2—头部系带　3—排气阀　4—滤毒盒

(3) 长管呼吸器（见图3-12） 使佩戴者的呼吸器官与周围空气隔绝，通过长管输送清洁空气供呼吸的防护用品，其进风口必须放置在有害作业环境外，适用于造船、煤矿、冶金、有色、石油、天然气、烟花爆竹、化工、建材、水泥、非煤矿山、轻工、电力、机械等存在各类颗粒污染物和有毒有害气体环境的作业场所，不适用于消防和救援用。

(4) 动力送风过滤式呼吸器（见图3-13） 靠电动风机提供气流克服部件阻力的过滤式呼吸器，用于防御有毒、有害气体或蒸气、颗粒物等对呼吸系统的伤害，适用于造船、煤矿、冶金、有色、石油、天然气、化工、建材、水泥、非煤矿山、电力、机械等存在有毒气体和（或）蒸气、颗粒物的作业场所，不适用于燃烧、爆炸和缺氧环境用及逃生用。

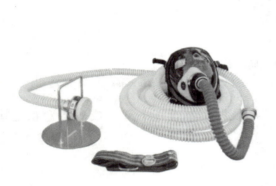
图3-12　长管呼吸器

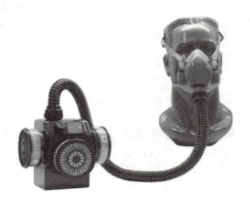
图3-13　动力送风过滤式呼吸器

(5) 自给闭路式氧气逃生呼吸器（见图3-14） 将人的呼吸器官与大气环境隔绝，采用化学生氧剂或压缩氧气为供气源，并将呼出的二氧化碳吸收，形成一个完整呼吸循环，供佩戴者在缺氧或有毒有害气体环境下逃生使用，适用于造船、冶金、有色、石油、天然气、烟花爆竹、化工、建材、水泥、非煤矿山、轻工、电力、机械等作业场所发生意外事故逃生用，不适用于潜水作业逃生用。

(6) 自给开路式压缩空气逃生呼吸器　具有自带的压缩空气源，能供给人员呼吸所用的洁净空气，呼出的气体直接排入大气，用于逃生的一种呼吸器，适用范围与自给闭路式氧气逃生呼吸器相同。

(7) 自给开路式压缩空气呼吸器（见图3-15） 利用面罩与佩戴人员面部周边密合，使人员呼吸器官、眼睛和面部与外界染毒空气或缺氧环境完全隔离，自带压缩空气源供给人员呼吸所用的洁净空气，呼出的气体直接排入大气，适用于造船、煤矿、冶金、有色、天然气、烟花爆竹、化工、建材、水泥、非煤矿山、轻工、电力、机械等存在各类颗粒物和有毒有害气体环境的作业场所，不适用于潜水作业逃生用。

(8) 自给闭路式压缩氧气呼吸器（见图3-16） 利用面罩使佩戴人员的呼吸器官与外界有害环境空气隔绝，依靠呼吸器本身携带的压缩氧气或压缩氧-氮混合气作为呼吸气源，将人体呼出气体中的二氧化碳吸收，补充氧气后再供人员呼吸，形成完整的呼吸循环，适用于造船、煤矿、冶金、有色、天然气、烟花爆竹、化工、建材、水泥、非煤矿山、轻工、电力、机械等存在各类颗粒物和有毒有害气体环境的作业场所，不适用于潜水和逃生用。

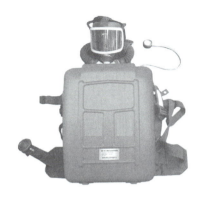

图 3-14 自给闭路式氧气逃生呼吸器

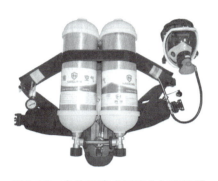

图 3-15 自给开路式压缩空气呼吸器

3. 呼吸防护装备的使用

（1）一般要求

1）在使用任何呼吸防护装备前，应该知道装备的功能和使用的局限性。

2）严格按每一种呼吸防护装备的产品说明书要求使用。

3）对于比较复杂的呼吸防护装备，使用前应接受使用方法培训，如使用逃生型呼吸器接受正确佩戴的方法和注意事项指导；使用携气式呼吸器进行专门的培训。

4）使用前应检查呼吸防护装备的完整性、过滤原件的适用性、电池电量、气瓶气量等，符合有关规定才允许使用。

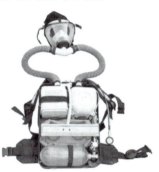

图 3-16 自给闭路式压缩氧气呼吸器

5）进入有害环境前，应先佩戴好呼吸防护装备。对于密合型面罩，使用者应做佩戴气密性检查，以确认密合。

6）在有害环境作业的人员应始终佩戴呼吸防护装备。

7）不允许单独使用逃生型呼吸器进入有害环境，只允许从中离开。

8）当使用中感到异味、咳嗽、刺激、恶心等不适症状时，应立即离开有害环境，并应检查呼吸防护装备，确定并排除故障后方可重新进入有害环境。

9）若呼吸防护装备同时使用数个过滤元件，如双过滤盒，应同时更换。

10）若新过滤元件在某种场合迅速失效，应考虑所用过滤元件是否适用。

11）除通用部件外，在未得到产品制造商认可的前提下，不应将不同品牌的呼吸防护装备的部件拼装或组合使用。

12）所有使用者应定期体检，评价是否适合使用呼吸防护装备。

（2）在威胁生命和健康的环境下使用要求

1）在缺氧危险作业中使用呼吸防护装备，应符合 GB 8958—2006《缺氧危险作业安全规程》的规定。

2）在空间允许的条件下，应尽可能由两人同时进入危险环境作业，并配备安全带和救生索；在作业区至少应留一人与进入人员保持有效联系，并应备有救生和急救设备。

（3）在低温环境下的使用要求

1）全面罩镜片应具有防雾或防霜的能力。

2）供气式呼吸器或携气式呼吸器使用的压缩空气或氧气应干燥。

3）使用携气式呼吸器应了解低温环境注意事项。

(4) 过滤式呼吸防护装备的使用要求

1）防尘过滤元件的更换。颗粒物在过滤元件上的积累会增加呼吸的阻力，以致不能使用。当发生下述情况时，应更换过滤元件。

① 当感觉呼吸阻力显著增加时，如有严重的憋气感。

② 使用电动送风过滤式防尘呼吸器，当电池电量不足，送风量低于规定的最低限制时。

③ 使用手动送风过滤式防尘呼吸器的人感觉送风阻力明显增加时。

2）防毒过滤元件更换。一般按照下述方法确定防毒过滤元件的更换时间。

① 当使用者感觉空气有污染物味道或刺激性时，应立即更换。

② 对于常规作业，建议根据经验、实验数据或其他客观方法，确定过滤元件更换时间定期更换。

③ 每次使用后记录使用时间，帮助确定更换时间。

④ 普通有机气体过滤元件用来过滤低沸点有机化合物通常会缩短其使用寿命，每次使用后应及时更换。对于其他有机化合物的防护，若两次使用时间相隔数日或数周，重新使用时也应及时更换。

(5) 供气式呼吸防护装备的使用要求

1）使用前应检查供气源的质量，气源不应缺氧，空气污染浓度不应超过国家有关的职业卫生标准或有关的供气空气质量标准。

2）供气管接头不允许与作业场所其他气体导管接头通用。

3）应避免供气管与作业现场其他物体相互干扰，不允许碾压供气管。

4. 呼吸防护装备的维护

呼吸防护装备的种类较多，要充分发挥各种呼吸防护装备的功能作用，除了正确选择使用外，对可重复性使用的呼吸防护装备正确地维护、保持原有功能作用也是很重要的。一般应注意以下几方面。

(1) 呼吸防护装备的检查与保养

1）应按照呼吸防护装备使用说明书有关内容和要求，由受过培训的人员实施检查和维护，对使用说明书未包括的内容，应向生产者或经销商询问。

2）应定期检查和维护呼吸防护装备。

3）对携气式呼吸器，使用后应立即更换用完的或部分使用的气瓶或呼吸气体发生器并更换其他过滤部件。更换气瓶时不允许将空气瓶与氧气瓶互换。

4）应按国家有关规定，在具有相应压力容器检测资格的机构定期检测空气瓶或氧气瓶。

5）应使用专用润滑剂润滑高压空气或氧气设备。

6）使用者不得自行重新装填过滤式呼吸防护装备的滤毒罐或滤毒盒内的吸附过滤材料，也不得采取任何方法自行延长已经失效的过滤元件的使用寿命。

(2) 呼吸防护装备的清洗与消毒

1）个人专用的呼吸防护装备应定期清洗和消毒。非个人使用的每次用后都应清洗和消毒。

2）不应清洗过滤元件，对可更换过滤元件的过滤式呼吸防护装备，清洗前应将过滤元件取下。

3）清洗面罩时，应按使用说明书要求拆卸有关部件。使用软毛刷在温水中清洗，或在温水中加适量中性洗涤剂清洗，清水冲洗干净后在清洁场所避日风干。

4）若需使用广谱清洗剂消毒，在选用消毒剂时，特别是需要预防特殊病菌传播的情形，应先咨询呼吸防护装备生产者和工业卫生专家。应特别注意消毒剂的使用说明。

(3) 呼吸防护装备的储存

1）呼吸防护装备应储存在清洁、干燥、无油污、无阳光直射和无腐蚀性气体的地方。

2）若呼吸防护装备不经常使用，应将呼吸防护装备放入密封袋内储存。储存时应避免面罩变形，且防毒过滤元件不应敞口储存。

3）所有紧急情况和救援使用的呼吸防护装备应保持待用状态，并置于管理、取用方便的地方，不得随意变更存放地点。

(4) 佩戴呼吸护具的气密性检查　在每次使用呼吸防护装备时，使用密合性面罩的人员应首先进行佩戴气密性检查，以确定使用人员面部与面罩之间有良好的密合性；若检查不合格，不允许进入有害环境。

三、眼、面防护装备

1. 眼、面部的伤害因素

眼、面部是人体直接裸露在外界的器官，容易受各种有害因素的伤害，特别是眼睛受伤害的概率很大。据资料统计，全国职工每年眼外伤为1%~3%，而有的工业部门高达34%，职业性眼外伤约占整个工业伤害的5%，而占眼科医院外伤的50%。在生产过程中，常见的工业性眼、面部伤害因素较多，可归纳为异物性伤害、生物性伤害、化学性伤害、非电离辐射伤害、电离辐射眼伤害。

(1) 异物性眼、面部的伤害。异物性眼、面部伤害是指在干碾磨金属、切削非金属或铸铁、使用手工工具或手提电工工具或用气动工具冲刷和修补金属铸件、切割铆钉或螺钉、切割或刮锅炉、碎石头或混凝土等作业时，砂粒、金属碎屑异物进入眼内或冲击面部。其主要发生在铸造、机械制造、建筑等行业中。

(2) 生物性眼、面部的伤害。其主要发生在农业田间作业时，因烟、化肥、虫咬、蜂蛰面部引起的局部或全身反应，严重者可出现过敏性休克。

(3) 化学性眼、面部的伤害。其主要发生在行业化学物质接触中，因酸、碱、腐蚀性液体及烟雾进入眼中或冲击面部而引起眼、面部的严重损伤。

(4) 非电离辐射眼、面部的伤害。工业生产中的电气焊接、氧切割、炉窑、玻璃加工、热轧和铸造等场所中的热源能产生强光、紫外线和红外线，易造成眼部伤害。长期从事电焊、冶炼、熔化玻璃的人员，会出现盲斑，到老年容易患白内障；长期过量照射紫外线会使眼睛角膜损伤，严重时会导致失明。非电离辐射广泛存在于雷达、通信、探测、军事、工业食品加工等行业。

(5) 电离辐射眼、面部的伤害。电离辐射眼伤害，包括α粒子、β粒子、γ射线、X射线、热中子、慢中子、快中子、质子和电子等辐射造成的伤害。电离辐射主要存在于工业、矿业、国防、医学、雷达、通信、探测、军事等行业。

2. 眼、面防护装备分类

根据产品的防护性能和防护部位分为防护眼镜和防护护具两类，如图 3-17 所示。

眼、面防护装备分类

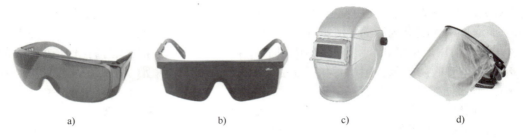

图 3-17 眼、面部防护装备

a) 激光防护镜 b) 强光源防护镜 c) 焊接眼护具 d) 防喷溅防冲击面罩

（1）防护眼镜 这类产品又分为防异物的激光防护镜和强光源防护镜两种。

1）激光防护镜。其作用是衰减或吸收意外激光辐射能量，适用于造船、冶金、轻工、激光加工、汽车、光学实验室等存在意外激光辐射（激光辐射波长在180nm～1000μm范围内）危害的场所，不适用于直接观察激光光束的眼护具、作为观察窗用于激光设备上的激光防护产品、光学设备（如显微镜）中的激光防护滤光片。

防护眼镜佩戴

2）强光源防护镜。其用于强光源（非激光）防护，适用于造船、煤矿、冶金、有色、石油、天然气、汽车等防御辐射波长介于250nm～3000μm之间的强光危害。

（2）防护护具 这类产品分为焊接眼护具和职业眼、面部防护具两种。

1）焊接眼护具。保护佩戴者免受由焊接或其他相关作业产生的有害光辐射及其特殊危害的防护用具（包括焊接眼护具和滤光片）。其适用于造船、建材、轻工、机械、电力、汽车、化工等存在电焊、气弧焊、气焊及气割的作业场所。

2）职业眼、面部防护具。具有防护不同程度的强烈冲击、光辐射、热、火焰、液滴、飞溅物等一种或一种以上的眼面部伤害风险的防护用品，适用于造船、煤矿、冶金、有色、石油、天然气、烟花爆竹、化工、建材、水泥、非煤矿山、轻工、电力、汽车等存在光辐射、机械切削加工、金属切割、碎石等的作业场所。不适用于：①一般用途太阳镜片或带有视力矫正效果的眼面部防护护具；②患者在机械诊断或治疗时用来防护曝光的眼面部防护具；③直接观察太阳的产品，如观测日食等的眼部防护具；④运动眼面部防护具；⑤短路电弧眼面部防护具；⑥焊接眼面部防护具；⑦激光眼面部防护具。

3. 眼、面部防护用具使用

（1）防激光护目镜的选择和使用 防激光护目镜产品出厂及使用时必须注意以下几点。

防护护具的佩戴

1）产品出厂时，一定要在每副眼镜上标明防护的光密度值、可见光透过率和波长。一般激光防护只能防护一种波长的激光。所以不能用一种激光防护目镜代替所有的激光防护。

2）操作人员在使用激光防护目镜前必须正确选用。一定要根据自己使用的激光器输出的波长，防护所标明的光密度及可见光透过率、视野等因素进行选择，不得错用，否则会造成眼伤害。

3）激光操作人员眼睛不能直接对准激光束或其他反射光。即使佩戴激光防护镜也最好不要直视光束，以防万一。

4)防护镜在使用过程中要经常检查,看是否出现材料老化、变质、针孔、裂纹以及其他机械损伤,如发现上述情况应立即停止使用。

(2)防热辐射面罩的使用 用金属镀膜制作的面罩主要是反射红外线辐射,屏蔽效率可达到98%。在炉前使用除可降辐射热线外,还可保护眼部免受异物的伤害。如果是以有机玻璃为基片的镀膜片,可在有机玻璃片外再覆以一层普通无机玻璃作为保护片,以达到提高耐温性和抗摩擦性,能在165℃以下环境作业较长时间。

四、听力防护装备

1. 噪声的危害

噪声是指"任何干扰的声音"。实际上,当它使人高兴或愉快时,它就被视为声音;当它很使人生气或恼怒时,它就是噪声。

噪声对人体影响可通过测试反映出来,如血压、心跳和听力。此外,噪声还使人体精神上增加负担,如紊乱、烦躁、生气、惊慌、疲劳等。图3-18展示了噪声带来的紧张因素。

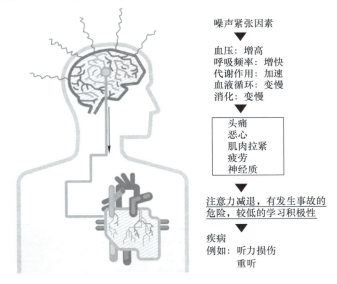

图3-18 噪声带来的紧张因素

然而,耳朵没有天然的保护机构,即使睡觉时,耳朵也在监听,并能被闹钟闹醒。但是,长年大部分时间工作在85dB的噪声下,将会造成听力迟钝,这是一种很普遍的职业病,这种职业病很不好治疗。图3-19展示了噪声水平对人体健康的影响。

根据职业场所中各工种噪声的强度、持久度、频率和范围不同,噪声以三种方式影响员工健康。

1)因短时间暴露在高噪声水平而暂时失聪。

2)小范围暴露在非常高的噪声中(如发动机的噪声),易直接导致永久性失聪。

3)工作生活长时间暴露在高噪声水平下易产生永久性失聪。

从图3-19中可见,80dB以下的噪声不会导致听觉损伤,但随着噪声的调高,工作时间越长,则听力损伤越重。其损伤概率见表3-1。表3-2为噪声对语言的干扰。由此可见,应该佩戴耳部保护用具保护人的听觉。

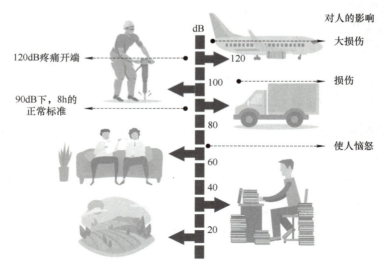

图 3-19　噪声水平对人体健康的影响

表 3-1　噪声对听觉损伤概率

噪声级/dB（A）	工龄/年					
	5	10	15	20	25	30
<80	0	0	0	0	0	0
85	1	3	5	6	7	8
90	4	10	14	16	16	18
95	7	17	24	28	29	31
100	12	29	37	42	43	44
105	18	42	53	58	60	62
110	26	55	71	78	78	72
115	36	71	83	87	84	81

表 3-2　噪声对语言的干扰

噪声级/dB（A）	主观感觉	交谈最大距离/m	电话通话质量
45	安静	10	很好
55	稍吵	3.5	好
65	吵	1.2	较困难
75	很吵	0.3	困难
85	非常吵	0.1	不可能

2. 防噪声用具分类

防噪声用具有耳塞和耳罩两种，适用于造船、煤矿、冶金、有色、石油、天然气、烟花爆竹、化工、建材、水泥、非煤矿山、电力、汽车、机械等存在噪声的作业场所，不适用于脉冲噪声的防护。

（1）耳塞　耳塞是插入外耳道内，或置于外耳道处的护耳器。

其优点是结构简单、体积小、重量轻、价廉、使用方便。对中、高频率噪声有较好的隔声效果，而对低频率噪声的隔声效果较差。它的缺点是当佩戴时间长或耳塞大小选用不当时，主观感觉不舒适，易引起耳道疼痛。其形状如图3-20所示。

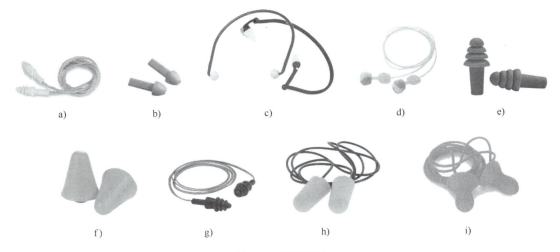

图 3-20　耳塞形状

a）有边圆锥形耳塞　b）无边圆锥形耳塞　c）耳机形耳塞和锥形耳塞　d）蘑菇形耳塞
e）圣诞树形耳塞　f）圆柱形泡沫塑料耳塞　g）伞形翼片耳塞　h）子弹头形耳塞　i）香菇形耳塞

（2）耳罩　耳罩是由压紧每个耳廓或围住耳廓四周而紧贴在头上遮住耳道的壳体所组成的一种护耳器。耳罩壳体可用专门的头环、颈环或借助于安全帽或其他设备上附着的器件而紧贴在头部（见图3-21）。

耳罩

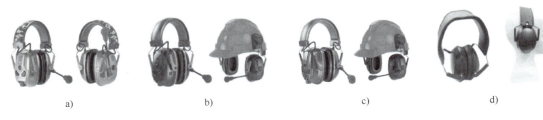

图 3-21　耳罩形状

a）电子降噪耳罩　b）通信降噪耳罩　c）蓝牙降噪耳罩　d）射击降噪耳罩

3. 防噪声用具的使用

（1）耳塞的使用

1）各种耳塞在使用时，要先将耳郭向上提拉，使耳甲腔呈平直状态，然后手持耳塞柄，将耳塞帽体部分轻轻推向外耳道内，并尽可能地使耳塞体与耳甲腔相贴合。但不要用劲过猛、过急或插得太深，以自我感觉适度为止。

2）戴后感到隔声不良时，可将耳塞稍微缓慢转动，调整到效果最佳位置为止。如果经反复调整仍然效果不佳时，应考虑改用其他型号、规格的耳塞试用，以选择最佳定型使用。

3）佩戴泡沫塑料耳塞时，应将圆柱体搓成锥形体后再塞入耳道，让塞体自行回弹、充满耳道。

4）佩戴硅橡胶自行成形的耳塞，应分清左右塞，不能弄错；放入耳道时，要将耳塞转动放正位置，使之紧贴耳甲腔内。

（2）耳罩的使用

1）使用耳罩时，应先检查罩壳有无裂纹和漏气现象，佩戴时应注意壳罩的方向，顺着耳郭的形状戴好。

2）将连接弓架放在头顶适当位置，尽量使耳罩软垫圈与周围皮肤相互密合。如不适合时，应移动耳罩或弓架，调整到合适位置为止。

3）无论戴用耳罩还是耳塞，均应在进入有噪声车间前戴好，在噪声区不得随意摘下，以免伤害耳膜。如确需摘下，应在休息时或离开后，到安静处取出耳塞或摘下耳罩。

4）耳塞或耳罩软垫用后需要肥皂、清水清洗干净，晾干后再收藏备用，橡胶制品应防热变形，同时撒上滑石粉储存。

五、手部防护装备

1. 手部的伤害因素

手部伤害及防护

劳动者在工作时手部可能受到各种有害因素的伤害如灰尘、射线、毒物的污染；酸、碱及其他化学物质的腐蚀；机械性的刺、磨、切、轧、砸、挤、压伤害，此外还有烧伤、冻伤、烫伤等。

据国外有关机构统计，在各种工作事故中，手的伤害约占25%，在我国的工伤事故中，手的伤害所占比例相当大，如划伤、烫伤、断指、断手等，这些事故虽然达不到致命的危险，但给人带来很大痛苦，甚至造成终身残疾，所以对手的防护是不可忽视的。

2. 手部防护装备分类

按手套形状分为直形手套、手形手套、三指手套和连指手套（见图3-22）等。

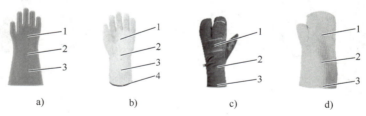

图3-22 防护手套

a）直形手套（五指） b）手形手套（五指） c）三指手套 d）连指手套
1—手掌 2—腕部 3—袖筒 4—袖卷边

按使用特性有以下8种类型。

（1）带电作业用绝缘手套 其具有良好的绝缘和耐高压功能，适用于电力、冶金、有色、建筑、造船、汽车、电子等带电作业或可能接触电源电压的场所，适用于交流35kV及以下电压等级的电气设备上的带电作业。

（2）防寒手套 其用于避免低温环境对人员手部的伤害，适用于轻工、石油、天然气、煤矿、非煤矿山、商贸等低温环境作业或冬季室外作业，适用于最低至-50℃的气候环境或作业环境。

(3) 防化学品手套　其能够对各类化学品和不包括病毒在内的其他各类微生物形成有效屏障，从而避免化学品和微生物对手部或手臂的伤害，适用于造船、冶金、有色、石油、天然气、烟花爆竹、化工等手部可能接触化学品或微生物的场所，如接触氯气、有机磷农药等的作业；酸洗作业；染色、油漆、有关的卫生工作，设备维护，注油作业等。

(4) 防静电手套　其用于需要佩戴手套操作的防静电环境，用防静电针织物为面料缝制或用防静电纱线编制而成，适用于电子、仪表、石化、煤矿、非煤矿山、轻工等行业存在静电危害的场所，如接触火工材料，易挥发、易燃的液体及化学品，可燃性气体（如汽油、甲烷等）作业，接触可燃性化学粉尘（如镁铝粉）的作业，井下作业等。

(5) 防热伤害手套　其用于防护火焰、接触热、对流热、辐射热、少量熔融金属飞溅或大量熔融金属泼溅等一种或多种形式的热伤害，适用于冶金、有色、机械、建材、水泥等存在高温作业的场所，如金属热加工、工业炉窑、高温炉前等。

防热伤害手套

(6) 电离辐射及放射性污染物防护手套　它是具有电离屏蔽作用的防护手套，保护穿戴者的手部免遭作业区域电离辐射及放射性污染物危害，适用于机械、煤矿、建材、轻工、电力等存在电离辐射或放射性污染物危害的作业场所，如射线探伤、放射源运输、安装、计量、检测，不适用于医用辐射防护。

(7) 焊工防护手套　其保护手部和腕部免遭熔融金属滴、短时间接触有限火焰、对流热、传导热和弧光的紫外线辐射以及机械性伤害，且其材料具有能耐受高达100V（直流）的电弧焊的最小电阻，适用于造船、汽车、建材、机械、轻工、煤矿、非煤矿山等焊接及相关作业场所。

焊工防护手套

(8) 机械危害防护手套　其用于保护手或手臂免受摩擦、切割、穿刺或能量冲击至少一种机械危害，适用于造船、煤矿、冶金、有色、石油、天然气、烟花爆竹、轻工、商贸、电力、汽车、机械等接触、使用锋利器物的作业场所，如金属加工打毛清边、玻璃加工与装配。

机械危害防护手套

六、足部防护装备

足部的防护是指劳动者根据作业环境中的有害因素，穿用特制的鞋（靴），以防止可能发生的足部（足面、足趾、足底）伤害和其他事故。

1. 足部的伤害因素

(1) 物体砸伤或刺割伤害　这是最常见的伤害因素。在机械工业、冶金工业、建筑工业等生产或施工过程中，常见物体坠落或铁钉等锐利的物品散落在地面上，容易砸伤足趾或刺伤足底，如某冶金炉修理厂，脚伤人数占总工伤人数的50%左右。

防护鞋的作用

(2) 高低温伤害　在冶炼、铸造、金属热加工、催化、工业炉窑等作业场所，不仅环境气温高，而且还有强辐射热灼烤足部，灼热的物料易喷溅到足部或掉入鞋内引起烧伤（烫伤）。而另一方面，在寒冷地区，特别是在冬季户外施工时，气候温度在零度以下，甚至在 -20~-30℃ 施工。足部受到低温的影响，可能发生冻伤，降低工作效率。

足部防护测试

(3) 化学性（酸碱）伤害　在化工、造纸、有色冶炼、电池生产等企业作业时，常常接触酸碱溶液，可能发生足部被酸碱灼伤的事故。

（4）触电伤害　它是工伤事故中常见的伤害因素，可分为接触电伤害和非接触电伤害。前者主要是电流伤害，它可破坏人体内部组织，如心脏、呼吸系统、神经系统等。轻者有针刺感、打击感、出现颤抖、痉挛、血压升高、心律不齐甚至昏迷；重者可发生心室颤动、心跳停止、呼吸停止以至死亡。后者主要是电弧伤害，表现为电烙印、电烧伤、皮肤碳化，严重者可深及肌肉、骨骼和内部器官。在电流通过人体最易发生的部位中，手、脚是其中之一。可见脚部防触电的重要性。

（5）静电伤害　其主要是会引起人体的心理障碍，产生恐惧情绪，可造成手被轧碾在机器内或从高处坠落等二次事故。此外，也可能会因静电电击造成皮肤烧伤和皮炎。而静电的主要危害是在工业上发生易燃易爆事故。

（6）强迫体位　主要发生在低矮的井下巷道作业，膝部常常弯曲或膝盖着地爬行，造成膝关节发生滑囊炎。

2. 足部防护装备分类

国家对应用于场所危害因素较大的防护鞋统一称为特种防护鞋；对用于场所危害因素不显现的防护鞋统称为常规防护鞋。防护鞋的款式如图 3-23 所示。按防护功能分类分为以下两类。

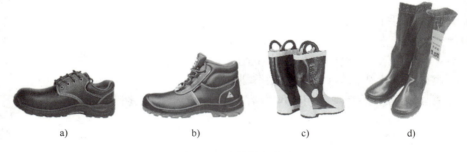

图 3-23　防护鞋的款式

a）低帮防护鞋　b）高腰防护鞋　c）半筒防护鞋　d）高筒防护鞋

强力工矿雨鞋

（1）安全鞋。其具有保护足趾、防刺穿、防静电、导电、电绝缘、隔热、防寒、防水、踝保护、耐油、耐热接触、防滑等一种或多种功能。适用于造船、煤矿、冶金、有色、石油、天然气、烟花爆竹、化工、建材、水泥、非煤矿山、轻工、电力、机械等存在足部伤害的作业场所。

（2）防化学品鞋。其用于防护足部免受酸、碱及相关化学品的腐蚀或刺激，适用于冶金、有色、石油、天然气、烟花爆竹、化工等涉及酸、碱及相关化学品的作业场所。

几种常见的防护鞋如图 3-24 所示。

3. 防护鞋（靴）的使用和注意事项

劳保耐酸碱防化靴

（1）防静电鞋和导电鞋的使用和注意事项　防静电鞋、导电鞋是属于特殊用途的专用鞋。防静电鞋用于防止人体静电，防止人不慎触及 250V 以下电源设备的电击所带来的危险。导电鞋可在短时间内消除人体静电，使人体所带来的静电电压降至最低。防静电鞋和导电鞋都可用于易燃易爆作业场所，但仅用于工作人员不会遇到电击的场所。

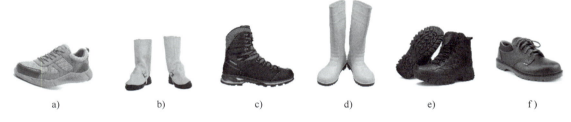

图 3-24　几种常见的防护鞋

a）防砸鞋　b）防热鞋　c）防寒鞋（靴）　d）矿工靴　e）防滑靴　f）耐酸碱鞋（靴）

1）防静电鞋要与防静电服同时穿用才能更有效地消除静电。穿用防静电服后人体的静电通过防静电鞋或导电鞋向地面导走，使人体静电迅速降低。

2）防静电鞋和导电鞋在穿用时，不应同时穿绝缘的毛料厚袜及绝缘鞋垫。穿用一定时间后，应按要求做电阻值检测。电阻值超过标准的，不能用于防静电作业。

3）穿用防静电鞋或导电鞋时，工作地面必须有导电性，才能接地导走静电。不能用绝缘橡胶板铺地，同时，最好穿用导电袜或其他较薄的袜子，以便使人体电荷接触鞋底，上面附着的绝缘性物质应除去。前者电阻率在100MΩ以下，如没有上述设备，则地面应高度潮湿，随时洒水，保持导电湿度。认清防静电鞋和导电鞋的特殊标志，千万不能作绝缘鞋使用，以免发生危险。

4）一般穿用防静电鞋、导电鞋不超过200小时应测试鞋电阻值一次。如果电阻不在规定的范围内，则不能作为防静电鞋或导电鞋继续使用。

5）如防静电鞋和导电鞋表面污染尘土，附着油蜡、粘贴绝缘物或因老化形成绝缘层后，会降低防静电或导电性能。所以，在使用后应及时刷洗。刷洗时要用软毛刷、软布蘸酒精或不含酸、碱的中性洗涤剂，避免机械或化学性损伤。

（2）电绝缘鞋的使用及注意事项　在潮湿，有蒸气、冷凝液体、导电灰尘或导电地面等容易发生危险的场所，尤其应注意，必须配备适当的防电绝缘胶鞋（靴）。

绝缘防护鞋应根据使用电压的高低所需的不同防护条件来选择。各种电气设备电压都有高低之分。耐电压15kV以下的电绝缘皮鞋和绝缘布面胶鞋适用于工频电压1kV以下的作业环境。在使用时必须严格遵守电业安全工作规程（DL 408—1991和DL 409—1991）的有关规定，不得越级使用，以免击穿，造成触电事故。

1）在各类高压电气设备上工作时，使用辅助安全用具的高压绝缘胶鞋（靴），可配合基本安全用具（如绝缘棒、绝缘夹钳）触及带电部分，并可用于防护跨步电压所引起的电击伤害。所以应按标准规定的使用范围正确使用，不得任意乱用。

2）穿用任何电绝缘鞋均应避免接触锐器、高温和腐蚀性物质，防止鞋受到损伤影响防电性能。凡帮底有腐蚀或破损之处，不能穿用。

3）对绝缘鞋（靴）的电气绝缘性能进行半年一次定期检验。若检验结果低于检定指标，则不能继续作为绝缘胶鞋（靴）使用。绝缘鞋（靴）在每次使用前必须仔细进行外观检查，如果发现有任何超过规定的缺陷，则不得使用。如有尘埃或污渍等其他污物，应清洗干净并完全干燥以后方可使用。绝缘鞋（靴）不可与酸、碱、油类物质接触，并应防止尖锐物刺伤，用毕应清洗干净和晾干后，妥善保管。

(3) 耐酸碱鞋（靴）的使用和保管　耐酸碱鞋（靴）是采用防水革、塑料、橡胶等为鞋的材料，配以耐酸碱鞋底，经模压、硫化或注压成形，具有防酸碱性能，适合足部接触酸碱或酸碱溶液溅泼在足部时保护足部不受伤害的防护鞋。

根据材料的性质，耐酸碱鞋（靴）可分为耐酸碱皮鞋、耐酸碱塑料模压靴和耐酸碱胶靴三类。

注意事项如下：

1）耐酸碱皮鞋只能用于一般浓度较低的酸碱作业场所，不能在酸碱液中进行较长时间作业，以防酸碱溶液渗入皮鞋内腐蚀脚。

2）使用和保管时应避免接触油类，否则易脏且易破裂。耐酸碱塑料靴和胶靴，应忌高温、日晒，还应避免与有机溶剂接触。要避免与锐利物接触，以免割破或刺破靴面或靴底引起渗漏，影响防护功能。

3）耐酸碱塑料靴和胶靴穿用后，应立即用水冲洗，并存放于阴凉处，不可烘烤和在日光下暴晒，以免加速老化变质。橡胶鞋存放时，应撒些滑石粉。

(4) 高温防护鞋的使用与保存　高温防护鞋是供高温作业场所人员穿用，以保护双脚在受到热辐射、熔融金属、火花以及接触灼热的物体（如焊接钢板，在未冷的热扎钢板上检验，在焦炉炉顶上操作等的场所一般温度不超过300°C）时不受伤害的一种特种防护鞋。

高温防护鞋应尽量减少接触水、火，防止接触高于80°C的高温物体，遇湿后，不应用火烤，以免发脆发硬。

(5) 耐油防护鞋（靴）的使用　在石油、机械、电力、橡胶、食品、油脂以及油类运输等行业中，很多工种经常接触油类。油类物质不仅玷污身体，长期接触石油以及裂解物，其可由皮肤渗入而引起各种皮肤病，一般病程较长，不易治疗。因此，在这类工作场所要求穿耐油防护鞋。

耐油防护鞋使用后应及时用肥皂水将表面洗干净，切忌用开水、碱水浸泡，后用硬刷子使劲擦洗。洗净后放在通风处晾干，然后撒少许滑石粉保存，切忌在高温处烧烤，以免损坏。

七、躯体防护

1. 躯体的伤害因素

如何选择正确的化学身体防护

生产过程中对个体躯体的伤害因素较多，常见的伤害因素如下。

(1) 高温、强辐射热伤害　高温、强辐射热对人体的危害有局部性伤害和全身性高温伤害两种类型，主要表现为皮肤烫伤及局部组织烧伤，如中暑以及高温晕厥、抽搐等。

(2) 低温伤害　低温对人体的伤害主要有三种类型，一是对皮肤组织产生冻痛、冻伤和冻僵；二是冷金属与皮肤接触时产生黏着皮肤伤害；三是低温使人体热损失过多导致深部体温（口温、肛温）过分降低。首先出现呼吸和心率加快，颤抖等反应，而后即出现头痛等不舒适反应。

(3) 腐蚀伤害　酸碱溶液、农药、化肥以及其他经皮肤侵入的化学药剂对皮肤产生烧灼伤害，或刺激皮肤发生过敏性反应，毛囊炎以及全身性中毒症状。

(4) 微波辐射伤害　微波辐射对人体的危害，表现在外周白细胞总数暂时下降，在长期接触大强度的微波人员中，可发生晶体混浊，甚至产生白内障，对生殖、内分泌机能、免疫功能等都有一定影响。

（5）电离辐射伤害　X射线、γ射线、α射线、中子、质子等电离辐射产生的伤害主要有大剂量急性辐射伤害和长期小剂量慢性辐射伤害两种类型，伤害结果会使人的白细胞和血小板减少，出现明显贫血、胃肠功能紊乱、皮肤和黏膜出血、水肿、毛发脱落、白内障、虹膜炎、齿龈炎等症状。严重者以再生障碍性贫血和白细胞减少癌变居多。

（6）静电伤害　静电在生产过程中和日常生活中普遍存在，由于静电现象引起的各种灾害和生产事故时有发生。静电危害和事故大致可分为生产故障、火灾和爆炸、人体静电电击三种类型。

为了避免伤害因素造成人躯体的伤害，因此，职场中的工作人员需要穿戴防护服保护躯体。

2. 防护服的分类

防护服装分特种防护服和一般作业防护服。

（1）特种防护服　特种防护服是指在直接危及劳动者安全健康的作业环境中穿用的各类能避免和减轻职业危害的防护服，其专用性较强。而特种防护服的面料必须符合国家及行业的特种防护功能的技术要求。

目前国内特种防护服主要包括防电弧服、防静电服、职业用防雨服、高可视性警示服、隔热服、焊接服、化学防护服、抗油易去污防静电防护服、冷环境防护服、熔融金属飞溅防护服、微波辐射防护服、阻燃服等。

（2）一般作业防护服　一般作业防护服是指在作业过程中为防污、防机械磨损、防绞碾等伤害而穿用的服装。一般防护服面料选择比较广泛，如纯棉、混纺织物等均可。

反光套装雨衣

全身下水裤

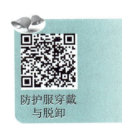

防护服穿戴与脱卸

3. 防护服的穿戴要求

防护服的正确穿戴要求如图3-25所示。

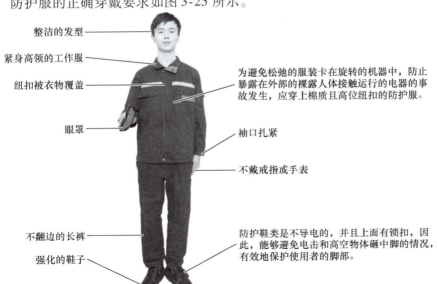

图3-25　防护服正确穿戴要求

4. 几种特种防护服的使用

（1）防静电服的使用　防静电服是为了防止衣服的静电积累，用防静电织物为面料而缝制的工作服。由于采用不同的防静电织物做面料，因此，防静电工作服在不同的使用环境下抗静电效果不一样。

1）在正常情况下，爆炸性气体混合物连续、短时频繁地出现或长时间存在的场所、爆炸性气体混合物有可能出现的场所，可燃物的最小点燃能量在 0.25MJ 以下时，应穿用防静电服。

2）禁止在易燃易爆场所穿戴防静电服。

3）禁止在防静电服上附加或佩戴任何金属物件。

4）穿戴防静电服时，应与防静电鞋配套使用。同时地面也应是导电地板。

5）防静电服应保持清洁和防静电服性能，使用后用软毛刷、软布蘸中性洗涤剂刷洗，不可损伤服料纤维。

6）穿用一段时间后，应对防静电服进行检查，若防静电性能不符合要求，则不能作为防静电服使用。

（2）防酸服的使用　防酸服是从事酸作业人员采用的具有防酸性能的工作服，它是用耐酸织物或橡胶、塑料等防酸面料制成。在结构上应满足领口紧、袖口紧和下摆紧，不能有明兜等制作要求。

1）防酸工作服使用前应检查是否破损，只能在规定的酸作业环境中作为辅助用具使用。

2）穿用时应避免接触锐器，防止受到机械损伤。

3）橡胶和塑料制成的防酸服存放时应注意避免接触高温，用后清洁晾干，避免暴晒，长期保存应撒上滑石粉以防粘接。

4）合成纤维类防酸工作服不宜用热水洗涤、熨烫，避免接触明火。

5）使用防酸工作服时，还应注意工作条件与厂家提供的主要性能指标相符，以确保工作时的安全。

（3）阻燃服的使用　阻燃服是在接触火焰及炽热物体后能阻止本身被点燃，有焰燃烧和阴燃的防护服。其使用于从事有明火，散发火花，在熔融金属附近操作和在有易燃物质，有起火危险场所的工作者穿用。

（4）抗油拒水防护服使用　抗油拒水防护服主要用于接触油水介质频繁的作业，如石油、井下作业、机械加工作业等。

抗油拒水防护服按季节分为冬季抗油和夏季抗油拒水防护服两类。所以，按照季节正确选用抗油拒水防护服穿戴。

（5）焊接防护服使用　焊接防护服是以织物、皮革或通过贴膜或喷涂制成的织物面料缝制的服装，防御焊接时熔融金属、火花和高温灼烧人体。

焊接防护服款式分为上、下身分离式和衣裤连体式，还配有围裙、套袖、披肩和鞋盖等附件。

（6）熔融金属飞溅防护服使用　熔融金属飞溅防护服是用于防护工作过程中熔融金属等人体伤害，适用于铸造清沙、抛光、打磨除锈、除尘设备清扫、水泥包装等作业场所，不适用于消防和应急救援场所。

（7）防尘工作服使用　防尘工作服是用于一般粉尘作业，如铸造清沙、抛光、打磨除锈、除尘设备清扫、水泥包装等作业场所的工作人员，免受粉尘危害的防护服。

防尘工作服有连体式和分体式防尘服两种。穿戴时要求衣服无破损、残洞、斑点、污物。

八、坠落防护装备

1. 坠落带来的伤害

在建筑、电力、电信、铁路、机械等行业中都存在着高空作业场所。在高处作业难度大、危险大，稍不注意就可能发生坠落事故。据某工业部门统计，人体坠落死亡事故约占工伤事故的13%，可见，高处坠落伤亡事故占工伤事故的比率是相当高的。

据高处坠落事故统计分析，5m以上的高空作业坠落事故约占20%，一旦发生，大多数致命死亡；5m以下的高空作业坠落事故占80%左右，下坠冲击力对人体的伤害可产生胸部、腹部、泌尿系统外伤，可造成脊椎断裂、肋骨骨折、血胸、内脏损伤等。

2. 坠落防护装备

坠落防护装备有安全带、安全绳、缓冲器、缓降装置、连接器、水平生命线装置、速差自控器、自锁器、安全网、登杆脚扣、挂点装置等。

3. 安全带的作用

安全带是高处作业工人预防坠落伤亡事故的防护用具。它由带子、绳子和金属配件组成，如图3-26所示。

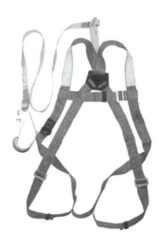

图3-26　安全带

安全带的作用就是：当坠落事故发生时，使作用在人体上的冲击力小于人体承受极限。通过合理设计安全带的结构，选择适当材料，采用合适的配件，实现安全带吸收冲击过程的能量，减少作用在人体的冲击力，从而实现预防和减轻冲击事故对人体产生伤害的目的。

4. 安全带的分类

1）围杆作业类安全带。适用于电工、电信工、园林工等杆上作业，这类安全带共有五种款式可供不同作业人员选用。

2）悬挂作业类安全带。适用于建筑、造船、安全等行业。

3）攀登作业类安全带。适合需要攀登爬高的作业人员使用，预防作业人员在攀登过程中坠落。这类安全带有三种款式供不同作业人员选用。

5. 安全带的使用和保管

高空工作
注意事项

1）应选用经检验合格的安全带产品。采购和使用之前应检查安全带的外观和结构，检查部件是否齐全完整，有无损伤，金属配件是否符合要求，产品和包装上有无合格标志，是否存在影响产品质量的其他缺陷，发现产品损坏或规格不符合要求时，应及时调换或停止使用。

2）不得私自拆换安全带上的各种配件，更换新件时，应选择合格的配件。

3）使用过程中，应高挂低用，或水平悬挂，并防止摆动、配装，避开尖锐物质，不能接触明火。

4）不能将安全绳打结使用，以免发生冲击时安全绳从打结处断开，应将安全钩挂在连接环上，不能直接挂在安全绳上，以免发生坠落时安全绳被割断。

5）使用 3m 以上的长绳时，应加缓冲器，必须时，可以联合使用缓冲器、自锁钩、速差式自控器。

6）作业时应将安全带的钩、环牢固地挂在系留点上，卡好各个卡子并关好保险装置，以防脱落。

7）在低温环境中使用安全带时，要注意防止安全绳变硬割裂。

8）使用频繁的安全绳应经常做外观检查，发现异常时应及时更换新绳，并注意加绳套的问题。

9）安全带应储藏在干燥、通风的仓库内，不准接触高温、明火、强酸、强碱和尖利的硬物，也不能暴晒。搬动时不能用带钩刺的工具，运输过程中要防止日晒雨淋。

 ## 回答下列问题

1. 根据表 3-3 中提供的工作危险情况，写出眼部防护用品的名称，完成表格。

表 3-3　工作危险情况使用的眼部防护用品

工作危险情况	特　殊　危　险	眼部防护用品名称
机械加工危险 如：火花、灰尘或空中飞的微粒	磨削加工	
	切削加工	
化学危险 如：飞溅的液体、火焰或烧伤	处理化学试剂	
热或辐射的危险	气焊 点焊 电焊	

2. 在表 3-4 中描述了建筑工地主管人员和员工降低噪声的职责。请在表 3-4 中勾出他们在三种噪声级别下应履行的项目。

表 3-4　建筑工地主管人员和员工降低噪声的职责

职责	噪声在85dB（A）以下应履行项目	噪声在85dB（A）时应履行项目	噪声在90dB（A）时应履行项目
建筑工地主管人员			
1. 把噪声降低到最低的可能程度			
2. 指定一个称职的人负责执行噪声的检测，并记录检测数据			
3. 尽可能降低耳部暴露在噪声下的危险			
4. 提供有关耳部危险的相应信息、指示和培训			
5. 用通知（布告）标示合理可行的耳部保护区域			
6. 耳部保护用品 1）提供给需要的员工 2）提供给耳部暴露在危险状态下的所有员工使用 3）及时维护和修理耳部保护用品			
7. 确保每一个进入耳部保护区的人都戴了耳部保护用品			
员工			
员工必须遵循公司合理、可行的耳部保护措施： 1）正确选择耳套 2）正确佩戴耳套			

3. 给下面的问题选出正确的答案。

（1）安全帽应保证人的头部和帽体内顶部的空间至少有_____mm才能使用。
A. 20　　　　　　　B. 25　　　　　　　C. 32

（2）耳罩的平均隔声值在_____dB，对高频噪声有良好的隔声作用。
A. 10　　　　　　　B. 15～25　　　　　C. 30

（3）_____使用于防硫酸。
A. 棉手套　　　　　B. 橡胶手套　　　　C. 毛手套

（4）清除电焊溶渣或多余的金属时，_____才能减少危险。
A. 清除的方向须靠向身体　　　　　　B. 佩戴眼罩和手套等个人防护器具
C. 必须开风扇，加强空气流通，减少吸入金属雾气

（5）防止毒物危害的最佳方法_____。
A. 穿工作服　　　　B. 佩戴呼吸器具　　C. 使用无毒或低毒的替代品

（6）安全帽中_____作业不宜使用小沿安全帽。
A. 室内　　　　　　B. 露天　　　　　　C. 隧道

（7）安全带使用_____年检查一次。
A. 1　　　　　　　B. 2　　　　　　　C. 3

（8）在进行电焊操作时，必须_____。

A. 佩戴装有适当滤光镜片的眼罩或面罩　　　B. 佩戴大眼镜

C. 佩戴呼吸器

(9) 处理液化气瓶时,应佩戴_____。

A. 面罩　　　　　　B. 口罩　　　　　　C. 眼罩

(10) 操作机械时,工人要穿"三紧"式工作服,"三紧"是指袖口紧、领口紧和_____。

A. 口子紧　　　　　B. 腰身紧　　　　　C. 下摆紧

4. 在拆卸汽车散热器盖(见图3-27)时,应该戴防热手套还是塑料手套?为什么?

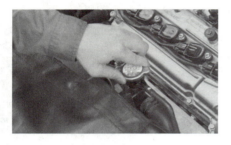

图3-27　拆卸散热器盖

5. 请指出图3-28中员工存在的危险?他应如何正确穿戴劳保用品?

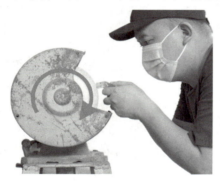

图3-28　磨刀具

任务3.3　辨识安全标识

 任务学习目的

正确辨识安全标识和化学品安全标签,牢记在职场中应该遵守的规定。

1) 正确辨识禁止标志。
2) 正确辨识警告标志。
3) 正确辨识命令标志。

4）正确辨识提示标志。
5）正确辨识化学品安全标签。

学习信息

许多职场都使用安全标识来帮助人们控制危险。标识和标记习惯被用来向人警告危险，给出清楚的指令，告诉人们应该穿什么保护服装，展示紧急出口的位置、火灾紧急通道等。

安全标识通常指安全标志和安全标签。

一、安全标志

按照 GB 2894—2008《安全标志及其使用导则》中规定，安全标志是用以表达特定安全信息的标志，由图形符号、安全色、几何形状（边框）或文字构成。我国根据国际惯例规定了安全标志采用红、蓝、黄、绿四种颜色为安全色。它们与集合图形搭配形象地传达了禁止、警告、命令、提示等信息。

1. 禁止标志

禁止标志含义是禁止人们不安全行为的图形标志。图 3-29 为禁止标志，其几何图形为带斜杠的圆环，斜杠和圆环为红色，图形符号为黑色，其背景色为白色。

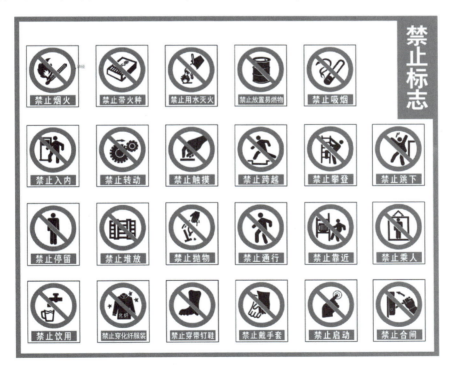

图 3-29　禁止标志

2. 警告标志

警告标志是提醒人们对周围环境引起注意，以避免可能发生危险的图形标志。图 3-30

为警告标志,其几何图形为正三角形,三角形的边框为黑色,其背景色为具有警告含义的黄色,图形符号为黑色。

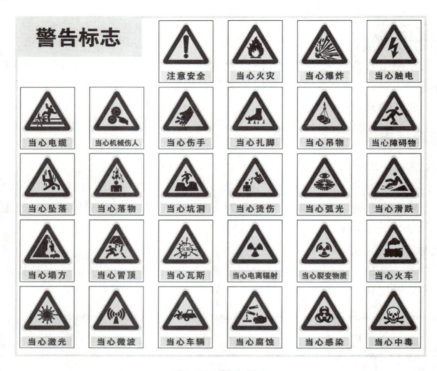

图 3-30　警告标志

3. 命令标志

命令标志是强制人们必须做出某种动作或采用防范措施的图形标志。图 3-31 为命令标志,其几何图形是圆形,图形符号为白色,其背景色为具有命令含义的蓝色。

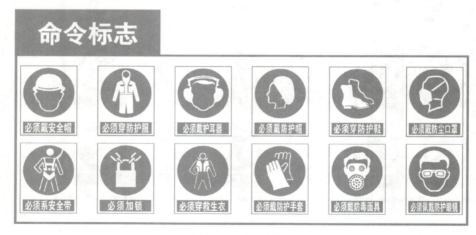

图 3-31　命令标志

4. 提示标志

提示标志是向人们提供某种信息(如标明安全设施或场所等)的图形标志。图 3-32 为提示标志,其几何图形是正方形,图形符号及文字为白色,背景色为绿色。提示标志提示目标的位置时要加方向辅助标志。按实际需要指示左向时,辅助标志应放在图形标志的左方;如指示右向时,则应放在图形标志的右方。

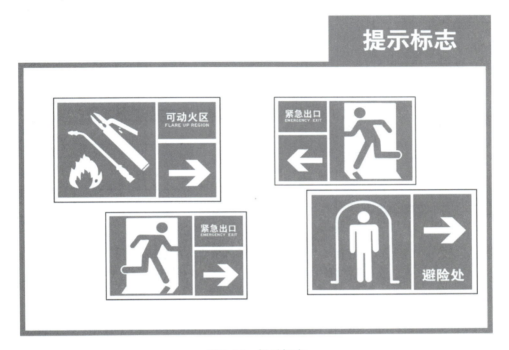

图 3-32　提示标志

但是用于消防提示标志(图 3-33)为红色,其背景色为红色,图形符号及文字为白色。

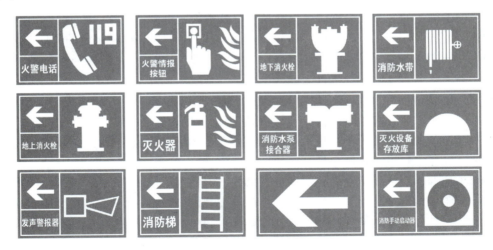

图 3-33　消防提示标志

二、化学品安全标签

GB 15258—2009《化学品安全标签编写规定》中规定,化学品安全标签是用于标示化学品所具有的危险性和安全注意事项的一组文字、象形图和编码组合,它可以粘贴、挂栓或喷印在化学品的外包装或容器上,如图3-34所示。它是识别和区分危险化学品、用于提醒接触化学品人员的一种安全标识。

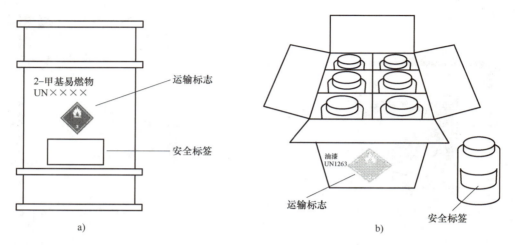

图 3-34　化学品安全标签粘贴方式
a) 单一容器安全标签粘贴　b) 组合容器安全标签粘贴

1. 化学品安全标签要素

化学品安全标签要素是指安全标签上用于化学品危险性的一类信息。它包括化学品标识、象形图、信号词、危险性说明、防范说明、供应商标识、应急咨询电话、资料参阅提示语等,如图3-35、图3-36所示。

(1) 化学品标识　用中文和英文分别标明化学品的化学名称或通用名称。名称要求醒目清晰,位于标签的上方。名称应与化学品安全技术说明书中的名称一致。

(2) 象形图。采用 GB 20576 ~ GB 20599、GB 20601 ~ GB 20602 规定的象形图。

(3) 信号词。根据化学品的危险程度和类别,用"危险""警告"进行危害程度的警示。

(4) 危险性说明。简要概述化学品的危险特性,居信号词下方。根据 GB 20576 ~ GB 20599、GB 20601 ~ GB 20602,选择不同类别危险化学品的危险性说明。

(5) 防范说明。表述化学品在处置、搬运、储存和使用作业中所必须注意的事项和发生意外时简单有效的救护措施等。

(6) 供应商标识。供应商名称、地址、邮编、电话等。

(7) 应急咨询电话。化学品生产商或生产商委托的24小时化学事故应急咨询电话。国外进口化学品安全标签上应至少有一家中国境内的24小时化学事故应急咨询电话。

(8) 资料参阅提示语。提示化学品用户应参阅化学品安全技术说明书。

2. 化学品安全标签象形图

采用 GB 20576 ~ GB 20599、GB 20601 ~ GB 20602 规定的象形图,表3-5列出了9种象形图对应的危险类别。

| 化学品名称 | A组分:40%; B组分:60% |

危 险

极易燃液体和蒸气，食入致死，对水生生物毒性非常大

【预防措施】
- 远离热源、火花、明火、热表面。使用不产生火花的工具作业。
- 保持容器密闭。
- 采取防止静电措施，容器和接收设备接地、连接。
- 使用防爆电器、通风、照明及其他设备。
- 戴防护手套、防护眼镜、防护面罩。
- 操作后彻底清洗身体接触部位。
- 作业场所不得进食、饮水或吸烟。
- 禁止排入环境。

【事故响应】
- 如皮肤（或头发）接触：立即脱掉所有被污染的衣服。用水冲洗皮肤、淋浴。
- 食入：催吐，立即就医。
- 收集泄漏物。
- 火灾时，使用干粉、泡沫、二氧化碳灭火。

【安全储存】
- 在阴凉、通风良好处储存。
- 上锁保管。

【废弃处置】
- 本品或其容器采用焚烧法处置。

请参阅化学品安全技术说明书

供应商：×××××××××××××××××　电话：××××××
地　址：×××××××××××××××××　邮编：××××××

化学事故应急咨询电话：××××××

图 3-35　安全标签样例

| 化学品名称 |

危险

极易燃液体和蒸气，食入致死，对水生生物毒性非常大

请参阅化学品安全技术说明书

供应商：×××××××××××××××××　电话：××××××

化学事故应急咨询电话：××××××

图 3-36　简化安全标签样例

表 3-5　9 种象形图对应的危险类别

象形图			
对应的危险类别	爆炸物：1.1-1.4 项 自反应物：A、B 级 有机过氧化物：A、B 级	加压气体	氧化性气体 氧化性液体 氧化性固体
象形图			
对应的危险类别	易燃气体，类别 1 烟雾剂，类别 1~2 易燃液体，类别 1~3 易燃固体 自反应物质和混合物，B~F 型 自热物质和混合物 自燃液体 自燃固体 有机过氧化物，B~F 型 遇水放出易燃气体的物质和混合物	金属腐蚀物 皮肤腐蚀/刺激，类别 1 严重眼损伤/眼刺激，类别 1	急性毒性，类别 1~3
象形图			
对应的危险类别	急性毒性，类别 4 皮肤腐蚀/刺激，类别 2 严重眼损伤/眼刺激，类别 2A 呼吸道或皮肤致敏 特异性靶器官毒性一次接触，类别 3 对臭氧层的危害	呼吸道或皮肤致敏 生殖细胞致突变性 致癌性 生殖毒性 特异性靶器官毒性一次接触，类别 1~2 特异性靶器官毒性反复接触 吸入危害	对水生环境的危害，急性类别 1 对水生环境的危害，慢性类别 1、2

3. 危险性标志的含义

在安全标签中的危险性标志表示化学品危险性和个体防护。标签中蓝色、红色、黄色和白色四个小菱形分别表示毒性、燃烧危险性、活性反应危害和个体防护。

每种颜色中都用数字表示危险性程度。数字越大，危险性越大。

蓝色菱形中数码 4、3、2、1、0 分别代表物质毒性为剧毒、高毒、中等毒、低毒、无毒类。

红色菱形中数码4、3、2、1、0分别为极度易燃、高度易燃、易燃、可燃、不燃。

黄色菱形中数码4、3、2、1、0分别为极易自燃爆炸、能发生爆炸、易发生化学变化、能发生化学变化、稳定不与水反应。

安全标签又分为供应商标签、作业场所标签和实验室标签。工作人员在使用化学用品前，一定要注意阅读安全标签。

回答下列问题

1. 请指出图3-37禁止标志中的含义。

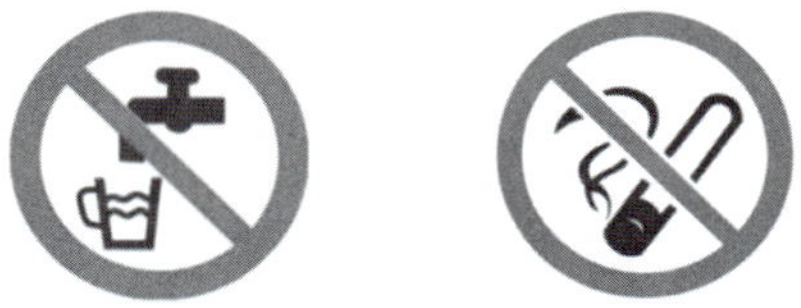

a)　　　　　　　b)

图3-37　禁止标志

_____

_____

2. 请指出图3-38警告标志中的含义。

a)　　　　　　　b)

图3-38　警告标志

_____

_____

3. 请指出图3-39命令标志中的含义。

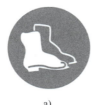 

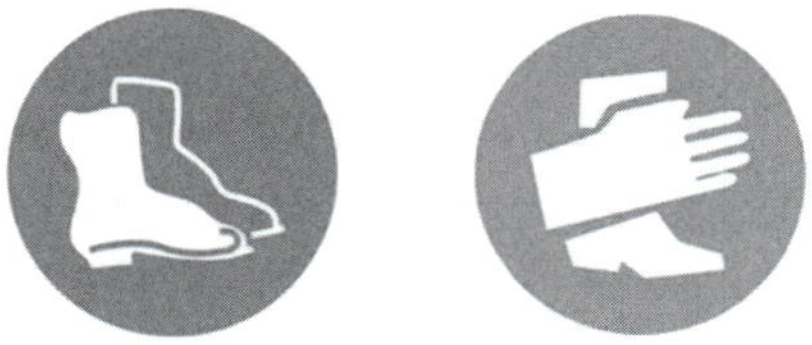

a)　　　　　　　b)

图3-39　命令标志

_____

_____

4. 请指出图 3-40 安全标签中的含义。

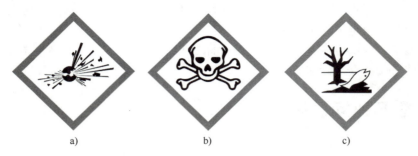

图 3-40　安全标签

完成下列任务

对自己所在的工作场所进行一次全面的检查，按照下面所描述的潜在的安全隐患对缺乏警告标志和指示通告的情况做简要记录：

1）火灾危险、火灾防止。

2）机器（钻孔机、气门研磨机等）。

3）车辆起重和举升机。

4）起重设备。

5）焊接区域。

6）电器（手钻和地灯等）。

7）变电房。

8）空气压缩机。

9）常规清洁（地板情况等）。

10）急救箱放置处。

11）灭火器位置和种类。

任务3.4　实施正确的人工搬运步骤

任务学习目的

正确实施人工搬运步骤，避免造成疾病。
1）认识错误的人工搬运带来的疾病。
2）正确操作人工搬运步骤。

学习信息

一、人工搬运可能引起各种伤病

大多数的手动搬运受伤都是由举、推、拉或者拿物体引起的。生活中的各类活动都需要手工搬运，大约60%的人体损伤是因扭伤和劳损而引起，其中背、颈的受伤都是由不正确的人工搬运所造成的。

1）肌肉扭伤和劳损。
2）引起肌肉、韧带、椎间盘和背部其他部位的受伤。
3）软组织受伤，如腕关节、手臂、颈部或腿部的神经、韧带和肌腱。
4）腹部的疝。
5）慢性的疼痛。

以上这些病症（与腕关节、手臂、肩部等软组织受伤有关）有一个共同的术语，称为职业性过度使用综合征。该术语目前已取代了原来的称谓"重复性劳损"。常见的病情包括"作家型痉挛"和"网球型肘伤"，这些病症在医学上又称为"腱鞘炎"。

在工作场所起重

二、人工搬运步骤

在工作场所中，举起或者移动重物时，应遵照举起——搬运——下蹲的操作技巧，避免

防止手动搬运造成伤害

不正确人工搬运带来的危险性。

计划人工搬运前应考虑因素：

1) 材料的储藏位置。
2) 保持（堆放）场所的整洁。
3) 改变工作程序，使不标准物的人工搬运量最小化。
4) 正确运用搬运技巧。

1. 举起物体操作技巧

1) 估计货物重量（见图 3-41），如果货物太重或者难以操作，可以提出需求，寻求帮助。
2) 如果货物太重（如金属板），寻求帮助或者使用手推车移动物体。
3) 明确运输线路和道路的清洁，避免摔倒。
4) 站立时，接近物体，脚分别站在物体的一侧，并且弯曲膝盖（见图 3-42）。

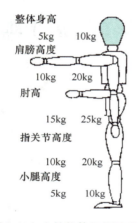

图 3-41　人抬物体的指导重量

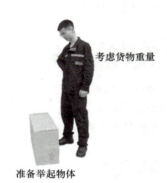

图 3-42　准备举起物体

5) 运用手掌双手牢固地握住物体（见图 3-43）。在慢慢举起物体过程中，使背挺直站立，不要扭动身体，不要改变方向或移动。
6) 当举起物体时，弯曲膝盖，并且背挺直，腿部肌肉做提升运动（见图 3-44）。

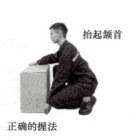

图 3-43　正确的握法

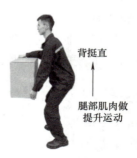

图 3-44　举起物体

2. 搬运物体操作技巧

1) 移动物体时使物体接近自己的身体（见图 3-45）。

2）正确使用手掌握住物体（见图3-46），而不是指头，这样会减少手臂、肩部及背部上的压力。

3）双眼看目的地（见图3-47）。

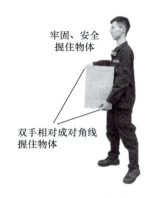

图3-45　移动物体

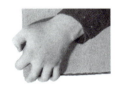

图3-46　运用安全的握姿

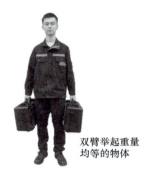

图3-47　双眼看目的地

3. 下蹲放下物体技巧

1）在放下重物的时候，保持一个良好的握姿，在背部低处保持一个自然的拱形（见图3-48）。

2）弯曲膝盖下蹲，将物体堆放在稳定、安全的地方（见图3-49）。

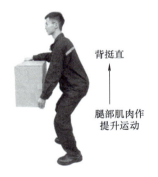

图3-48　背部低处自然拱形

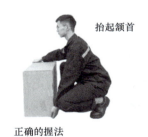

图3-49　膝盖弯曲放下货物

4. 搬运笨重或庞大物体的技巧

当举起笨重或者庞大的物体时，特别是当物体存在以下情况，应该寻求帮助。

1）物体有一个粗笨的外形。

2）物体重于16kg。

3）笨拙的握法。

4）要求长时间地搬运物体。

5）需要频繁地扭转身体。

6）地板表面有危险，如不平坦、粗糙或者很滑。

当出现上述情况时，如果不能确定正确的搬运程序，应向上级询问搬运的方法。

图3-50展示了当物体重于16kg时采用的搬运方法。图3-51展示了需要长时间地搬运物体时的搬运方法。

搬运重物

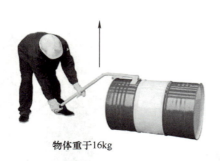
物体重于16kg

图 3-50　利用搬运工具搬运物体

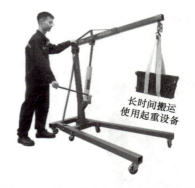
长时间搬运使用起重设备

图 3-51　使用举升机长时间搬运物体

 安全警告

搬运易燃易爆化学品时，应该轻拿轻放；不准拖、拉、抛、滚。

 人工搬运货物与工作页

本任务要求学习者根据自己的学习或工作环境，进行人工搬运货物练习。
1）按照以下流程，完成个人搬运、两人合作搬运、搬运重物模拟练习。
2）按照图 3-52 ~ 图 3-56 中标注的序号，填写人工搬运的操作要点。
3）当完成这个任务达到要求时，鉴定教师会同意你进入下一个任务学习。

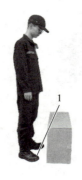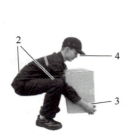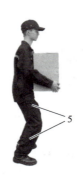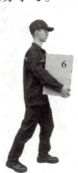

图 3-52　个人举起物体步骤

1. 个人举起物体

1）_____
2）_____
3）_____
4）_____
5）_____
6）_____

2. 当身体不能靠近搬运的物体时

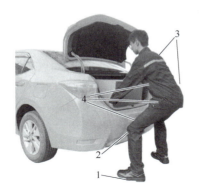

图 3-53　当身体不能靠近搬运物体时步骤

1）_____

2）_____

3）_____

4）_____

3. 卸货

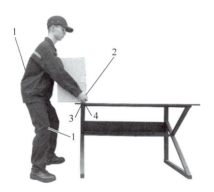

图 3-54　卸货步骤

1）_____

2）_____

3）_____

4）_____

4. 两人抬起物体

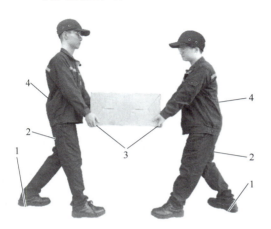

图 3-55　两人合作举升步骤

1）_____

2）_____

3）_____

4）_____

5. 推（拉）物体步骤

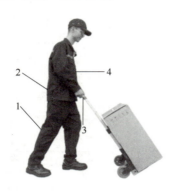

图 3-56　推（拉）物体步骤

1）＿＿＿＿＿＿＿＿＿＿＿＿＿＿＿＿＿＿＿

2）＿＿＿＿＿＿＿＿＿＿＿＿＿＿＿＿＿＿＿

3）＿＿＿＿＿＿＿＿＿＿＿＿＿＿＿＿＿＿＿

4）＿＿＿＿＿＿＿＿＿＿＿＿＿＿＿＿＿＿＿

任务 3.5　实施事故预防措施

 任务学习目的

形成发现事故隐患、消除事故隐患的能力。
1）实施机械事故预防措施。
2）实施触电事故预防措施。
3）实施火灾事故预防措施。
4）实施中毒窒息事故预防措施。
5）实施爆炸事故预防措施。
6）实施高处坠落事故预防措施。
7）实施锅炉压力容器事故预防措施。
8）实施车辆运输伤害事故预防措施。
9）实施职业病预防措施。

 学习信息

在生产过程中，如果能及时发现并消除隐患，就能有效防止事故的发生。因此，在工作岗位上的员工，要防止伤亡事故的发生，必须知道事故预防知识。这里介绍机械事故预防、触电事故预防、火灾事故预防、中毒窒息事故预防、爆炸事故预防、高处坠落事故预防、锅炉压力容器事故预防、车辆运输伤害事故预防、职业病预防 9 个方面的事故预防知识。

机械事故预防

一、机械事故预防

机械事故造成的伤害主要有：绞伤、挤伤、压伤、砸伤、烫伤、碰撞或撞击、夹断、剪切、割伤或擦伤、卡住或缠住。机械事故的发生很常见，在使用机械设备的场所几乎都能遇到。一旦发生事故，轻则损伤皮肉，重则伤筋动骨，断肢致残，甚至危及生命。因此，应该采取以下预防措施避免机械事故发生。

1. 使用安全的设备装置

机械设备应装设合理、可靠，其安全性能体现在以下几点：

1）机械设备的零部件的强度、刚度应符合安全要求，安装应牢固。
2）供电的导线必须正确安装，不得有任何破损和漏电的地方。
3）电机绝缘应良好，其接线板应有盖板保护。
4）开关、按钮等应完好无损，其带电部分不得裸露在外。
5）局部照明应采用安全电压，禁止使用110V或220V的电压。
6）重要的手柄应有可靠的定位及锁紧装置。同轴手柄应有明显的长短差别。
7）手轮在机动时应该能与转轴脱开。
8）脚踏板开关应有防护罩或藏入机身凹入部分内。

2. 机械设备使用前注意事项

1）操作人员应该按规定穿戴好个人防护用品，机械加工严禁戴手套进行操作。
2）操作前应对机械设备进行安全检查，先空车运转，确认正常后，再投入运行。
3）机械设备严禁带故障运行。
4）不准随意拆除机械设备的安全装置。

3. 机械设备运行中注意事项

1）机械设备使用的刀具、工夹具以及加工的零件等要装卡牢固，不得松动。
2）机械设备在运转时，严禁用手调整，不得用手测量零件或进行润滑、清扫杂物等。
3）机械设备运转时，操作者不得离开工作岗位。

4. 机械设备停转后注意事项

1）工作结束后，应关闭开关。
2）把刀具和工件从工作位置退出。
3）将零件、工夹具等摆放整齐。
4）清洁机械设备。
5）清理工作场地。

二、触电事故预防

1. 触电事故发生特征

（1）季节性触电特征　根据触电事故的统计表明，二、三季度事故较多。主要是夏秋天气多雨、潮湿，降低了电气绝缘性能；天气热，人体多汗衣单，降低了人体电阻，这段时间是施工和农忙的好季节，也是事故多发季节。

（2）低电压触电事故多　低压电网、电气设备分布多，人们接触使用500V以下电器机会较多；由于人们的思想麻痹，缺乏电气安全知识，导致事故增多。

（3）单相触电事故多　触电事故中，单相电要占70%以上。往往是非持证电工或一般人员私拉乱接，不采取安全措施，造成事故。

（4）触电者中青年人多　由于青年人工作经验少，技术能力弱，对安全工作不重视，出事故的可能性就大。

（5）事故多发生在电气设备的连接部位　由于该部位紧固件松动、绝缘老化、环境变化和经常活动，会出现隐患或发生触电事故。

（6）触电事故的行业特点　冶金行业的高温和粉尘，机械行业的场地金属占有系数高，化工行业的腐蚀、潮湿，建筑行业的露天分散工作，安装行业的高空移动式用电设备等，由于用电环境的恶劣条件，这些行业的工作场所都是容易发生事故的地方。

（7）违章操作容易发生事故　多数发生在拉临时线路、易燃易爆场所、带电作业和高压设备上操作等情况。

2. 触电事故的预防措施

1）电气操作属特种作业，操作人员必须经专门培训，考试合格，持证上岗。

2）车间内的电气设备，不得随便乱动。如果电气设备出了故障，应请电工修理，不得擅自修理，更不得带故障运行。

3）经常接触和使用的配电箱、配电板、闸刀开关、按钮开关、插座、插销以及导线等，必须保持完好、安全，不得有破损。

4）在操作闸刀开关、磁力开关时，必须将盖盖好。

5）电器设备的外壳应按有关安全规程进行防护性接地或接零。

6）使用手电钻、电砂轮等手用电动工具时，必须做到：

① 安设漏电保护器，工具的金属外壳也应防护性接地或接零。

② 若使用单相手用电动工具时，其导线、插销、插座应符合单相三眼的要求。使用三相的手动电动工具，其导线、插销、插座应符合三相四眼的要求。

③ 操作时应戴好绝缘手套和站在绝缘板上。

④ 不得将工件等重物压在导线上，以防止轧断导线发生触电。

7）使用的照明灯要有良好的绝缘手柄和金属护照。

8）在进行电气作业时，要严格遵守安全操作规程，切不可盲目乱动。

9）一般禁止使用临时接线。必须使用时，应经过安全技术部门批准，采取安全防范措施，要按规定时间拆除。

10）在进行容易产生静电火灾、爆炸事故的操作时，如使用汽油洗涤零件、擦拭金属板材等，必须有良好的接地装置，及时消除聚集的静电。

11）移动某些非固定安装的电气设置，如风扇、照明灯、电焊机等，必须先切断电源。

12）在雷雨天，不可走进高压电杆、铁塔、避雷针的接地导线 20m 以内，以免发生跨步电压触电。

13）发生电气火灾时，应立即切断电源，用黄沙、二氧化碳、四氯化碳等灭火器材灭火。切不可用泡沫灭火器灭火，因为它们有导电的危险。

14）打扫卫生、擦拭设备时，禁止用水或用湿布去擦拭电气设备，以防止发生短路和触电事故。

15）建筑行业用电，必须遵守 JGJ 46—2005《施工现场临时用电安全技术规范》。

三、火灾事故预防

防火工作是企业安全生产的一项重要内容，一旦发生火灾事故，往往造成巨大的财产损失和人员伤亡。

1. 企业火灾事故特点

（1）爆炸性火灾多　爆炸引起的火灾或火灾中产生爆炸是一些生产企业（如石油、化工、矿山等企业）的显著特点。这些企业生产用的原料、生产的中间产品及最终产品多数具有易燃易爆的特性或生产环境存在易燃易爆的物质，如果具备了点燃引爆的条件，就会发生爆炸并导致火灾，火灾又引起爆炸。

（2）大面积流淌性火灾多　可燃、易燃液体具有良好的流动特性，当其从设备内泄漏时，便会四处流淌，如果遇到明火，极易发生火灾事故。

（3）立体性火灾多　由于生产企业内存在的易燃易爆物质的流淌扩散性，生产设备密集布置的立体性和企业建筑的立体性和企业建筑的互相串通性，一旦初期火灾控制不力，就会使火势迅速扩散而形成立体火灾。

（4）火势发展速度快　在一些生产和储存可燃物品的场所，起火以后受燃烧强度大、火场温度高、辐射热强、可燃气体及液体的扩散流淌性强、建筑的互通性等诸多条件因素的影响，火势蔓延的速度会较快。

2. 火灾发生的条件

发生火灾必须同时具备以下三个条件（见图3-57）。

（1）可燃物质　不论固体、液体或气体，凡是能与空气中的氧或其他氧化剂发生剧烈反应的物质，均可称为可燃物质，如碳、氢、硫、钾、木材、纸张、汽油、酒精、乙炔、丙酮、苯等。

（2）氧化剂　即通常所说的助燃物质，如空气、氧气、氯气、氯酸钾以及高锰酸钾等。

（3）着火源　即能引起可燃物质燃烧的能源，如明火焰、烟火头、电（气）焊火花、炽热物、自燃物。

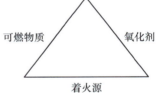

图3-57　火灾发生的三个条件

所以只要使以上三个条件中的任何一个条件不具备，就可以预防火灾事故发生。

3. 企业防火措施

当发生火灾事故后，如果采取限制火灾发生的条件，火灾便会得到控制，人员伤亡和经济损失就会减少。因此，企业防火措施主要包括：

1）易燃易爆场所如油库、气瓶站、煤气站和锅炉房等工厂要害部位严禁烟火，人员不得随便进入。

2）火灾爆炸危险性较大的厂房内，应尽量避免明火及焊割作业，最好将检修的设备或管道拆卸到安全地点检修。当必须在原地检修时，必须按照用火的有关规定进行，必要时还需请消防队进行现场监护。

3）在积存有可燃气体或蒸气的管沟、下水道、深坑、死角等处附近动火时，必须经处理和检验，确认无火灾危险，方可按规定动火。

4）道生炉、熬炼设备的操作，要坚守岗位，防止烟道窜火和熬锅破漏。同时熬炼设备必须设置在安全地点作业并有专人值守。

5）火灾爆炸危险场所应禁止使用明火烘烤结冰管道设备，宜采用蒸汽、热水等化冰解冻。

6）对于混合接触能发生反应而导致自燃的物质，严禁混存混运；对于吸水易引起自燃或自燃发热的物质应保持使用和储存环境干燥；对于容易在空气中剧烈氧气放热自燃的物质，应密闭储存或浸在相适应的中性液体（如水、煤油）中储放，避免与空气接触。

7）易燃易爆场所必须使用防爆型电气设备，还应做好电气设备的维护保养工作。

8）易燃易爆场所的操作人员必须穿戴防静电服装和鞋帽，严禁穿钉子鞋、化纤衣服进入，操作中严防铁器撞击地面。

9）对于有静电火花产生的火灾爆炸危险场所，提高环境湿度，可以有效减少静电的危害。

10）可燃物的存放必须与高温器具、设备的表面保持有足够的防火间距，高温表面附近不宜堆放可燃物。

11）熔渣、炉渣等高热物要安全处置，防止落入可燃物中。

12）应遵守各种灭火器材的使用方法。不能用水扑灭碱金属、金属碳化物、氢化物火灾，因为这些物质遇水后会发生剧烈化学反应，并产生大量可燃气体、释放大量的热，使火灾进一步扩大。

13）不能用水扑灭电气火灾，因为水可以导电，容易发生触电事故；也不能用水扑灭比水轻的油类火灾，因为油浮在水面上，反而容易使火势蔓延。

14）当钢铁水泄漏引起火灾时，不可用水扑灭，因为高温金属液遇水会发生爆炸。

如何检测和扑灭电气设备火灾

四、中毒窒息事故预防

在工业生产中，经常要接触一些有毒有害的物质，这些物质往往是以气体或蒸气形态出现，看不见、摸不着，危害人体健康，令人防不胜防。中毒以后，轻则引起头痛、头晕、身体不适等症状，重则使人窒息死亡。其危害健康的可能性如图3-58所示。

工业中常见的有毒物质主要有：铅、汞、锰、一氧化碳、氮氧化物、氯、氢氰酸和丙烯氰等。

1. 铅中毒的危害与预防

（1）铅中毒的危害　铅中毒多为慢性，对人危害较为严重，引发的疾病多为神经系统、消化系统和血液系统疾病。

（2）铅中毒预防措施

1）用无毒或低毒物代替铅。

2）改进生产工艺，加强通风和回收烟尘等方法来降低空气中的铅浓度。

3）加强个人防护，建立定期检查制度。如作业人员必须穿工作服、带过滤式防尘口罩；严禁在车间内吸烟、进食；班中吃东西或喝水必须洗手、洗脸及漱口；下班时必须洗澡、漱口，严禁穿工作服进食堂、出厂。

4）定期测定车间空气中的铅浓度、检修设备。

2. 汞中毒的危害与预防

（1）汞中毒的危害　当短期内吸入高浓度的汞蒸气，数小时后即可发病；慢性患者主要表现为易兴奋、肌肉震颤、口腔炎、自主神经功能紊乱等症状。

项目3 实施事故预防与风险控制措施

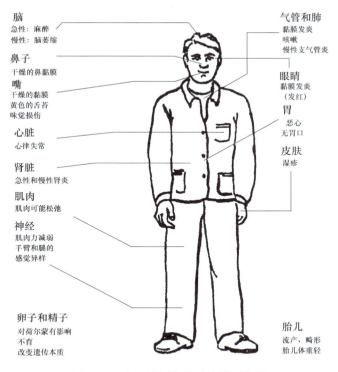

图 3-58 有机溶剂危害健康的可能性

（2）汞中毒预防措施

1）改进工艺或改用代用品。

2）在车间内防止汞污染，如地面、墙壁、天花板、操作台宜用不吸附汞的光滑材料，操作台和地面应有一定的倾斜度，以便清扫和冲洗，低处应有储水的汞吸收槽。

3）加强个人防护。车间内汞浓度较高时，应带防毒口罩或用 2.5% ~10% 碘处理过的活性炭口罩；上班时穿工作服和戴工作帽，离开车间应脱去工作服和工作帽；班后应洗浴。

4）应定期检测空气中汞的浓度，及时了解工人接触程度和环境状况。

5）工人应定期进行职业健康安全监护，早期发现患者及时处理。

3. 锰中毒的危害与预防

（1）锰中毒的危害　工业生产中吸入多量氧化锰烟雾可导致"金属烟雾热"，慢性中毒早期以神经衰弱综合征和自主神经功能紊乱为主，继而出现明显的锥体外系神经受损症状。

（2）锰中毒预防措施

1）加强个人防护，接触锰作业应采取防尘措施，必须戴防毒口罩。

2）焊接作业尽量采用无锰焊条，用自动电焊代替手工电焊。

3）手工电焊时最好使用局部机械抽风洗尘装置。

4）工作场所禁止吸烟、进食。

4. 一氧化碳中毒的危害与预防

（1）一氧化碳中毒的危害　一氧化碳是一种剧毒气体，具有无色、无味、易燃、易爆等特性。在很多行业甚至日常生活都能接触到一氧化碳，平时所说的"煤气"中的主要成分就是一氧化碳。一氧化碳经呼吸道侵入人体后，比氧更容易和血液中的血红蛋白结合，导致人体严重缺氧。轻度中毒时常出现剧烈头痛、晕眩、心悸、胸闷、恶心、呕吐、耳鸣、全身无力等，若吸入过量的一氧化碳，则常意识模糊、大小便失禁，乃至昏迷、死亡。

（2）一氧化碳中毒预防措施

1）冬天屋内生煤炉取暖时必须使用烟囱，使"煤气"能够顺利排到室外。

2）应经常测定空气中的一氧化碳浓度，设立一氧化碳警报器、红外线一氧化碳自动记录仪，检测一氧化碳浓度变化。

3）定期检修煤气发生炉和管道及煤气水封设备，防止一氧化碳泄漏。

4）生产场所应加强自然通风，产生一氧化碳的生产过程要加强密闭通风；矿井放炮后必须通风20分钟以后，方可进入生产现场。

5）进入危险区工作时，须戴防毒面具；操作后，应立即离开，并适当休息；作业时最好多人同时工作，便于发生意外时自救、互救。

5. 氮氧化物中毒的危害与预防

（1）氮氧化物中毒的危害　常见的氮氧化物有一氧化氮、二氧化氮，中毒时，若以二氧化氮为主，主要引起肺伤害；若以一氧化氮为主时，可引起高铁血红蛋白症和中枢神经严重损害。

（2）氮氧化物中毒预防措施

1）酸洗设备及硝化反应锅应尽可能密闭和加强通风排毒。

2）定期维修设备，防止毒气泄漏。

3）加强个体防护，进入氮氧化物浓度较高的场所工作时应戴防毒面具。

6. 氯中毒的危害与预防

（1）氯中毒的危害　氯为黄绿色气体，有强烈刺激性气味。低浓度时，只侵犯眼和上呼吸道，对局部有灼伤和刺激作用；高浓度吸入后会引起迷走神经反射性心搏骤停而出现"电击样"死亡。

（2）氯中毒预防措施

1）严格遵守安全操作规程，防止跑、冒、滴、漏，保持管道负压。

2）含氯废气须经石灰净化处理再排放。

3）检修或现场抢救时必须戴防护面具。

7. 氢氰酸中毒的危害与预防

（1）氢氰酸中毒的危害　常温常压下为无色无味透明液体，极易蒸发，其蒸气略带苦杏仁味。长期接触低浓度氢氰酸，可引起神经衰弱综合征和自主神经功能紊乱；人在短时间内吸入高浓度的氢氰酸可立即导致呼吸停止而骤死。

（2）氢氰酸中毒预防措施

1）改进工艺，以无毒物代替有毒物。

2）加强密闭通风。

3）严格遵守安全操作规程。如氰化物的保管、使用和运输应有专人负责；建立严格的专用制度；用氰化物熏仓库时要防止门窗漏气，并须经充分通风方可进入。

4）加强个体预防。应配备防护服、手套、防毒口罩（活性炭滤料）或供氧式防毒面具；车间应配备洗手、更衣设备以及急救药品。

5）操作工人在就业前应进行体检，上岗后还应定期体检。

8. 丙烯氰中毒的危害与预防

（1）丙烯氰中毒的危害 丙烯氰为无色、易燃、易挥发的液体，具特殊杏仁味。丙烯氰可经呼吸道、皮肤和胃肠道进入人体，属高毒类。在 $1000mg/m^3$ 浓度中，1~2 小时可致死；在 $300~500mg/m^3$ 浓度中，5~10 分钟出现上呼吸道黏膜灼痛和流泪；在 $35~220mg/m^3$ 浓度中，20~40 分钟，除黏膜刺激症状外，还出现头部钝痛、兴奋和恐惧感、皮肤发痒。

（2）丙烯氰中毒的预防措施

1）生产车间宜尽量采用露天框架式建筑，便于毒物扩散稀释。

2）进入反应器清釜前，必须充分排风，以排除残留的毒物。

3）工作时应戴防毒口罩，工作后应用温水和肥皂清洗皮肤。

4）丙烯氰易透过橡胶，故不能戴橡胶手套进行操作。应使用专用手套。

五、爆炸事故预防

1. 工业生产爆炸事故特点

1）爆炸事故往往不仅单纯地破坏工厂设施、设备或造成人员伤亡，还会由于各种原因，进一步引发火灾等。一般后者的损失是前者的 10~30 倍。

2）化学工业的爆炸事故最多，而且爆炸后引发火灾事故所占的比例也最高。

3）在很多情况下，爆炸事故发生的时间都很短，几乎没有初期控制和疏散人员的机会，因而伤亡较多。

4）爆炸一般分为化学性和物理性爆炸两种类型。前者主要包括炸药、火药、可燃气体、蒸气或粉尘等爆炸，后者主要包括锅炉、压力容器、钢铁水爆炸等。

2. 爆炸事故预防措施

1）采取监测措施，当发现空气中的可燃气体、蒸气或粉尘浓度达到危险值时，就应采取适当的安全防护措施。

2）在有火灾、爆炸危险的车间内，应尽量避免焊接作业，进行焊接作业的地点必须要和易燃易爆的生产设备保持一定的距离。

3）如需对生产、盛装易燃物料的设备和管道进行动火作业时，应严格执行隔绝、置换、清洗、动火分析等有关规定，确保动火作业的安全。

4）在有火灾、爆炸危险的场合，汽车、拖拉机的排气管上要安设火星熄灭器；为防止烟囱飞火，炉膛内要燃烧充分，烟囱要有足够的高度。

5）搬运盛有可燃气体或易燃液体的容器、气瓶时要轻拿轻放，严禁抛掷，防止相互撞击。

6）进入易燃易爆车间应穿防静电的工作服，不准穿带钉子的鞋。

7）对于本身具有自燃能力的油脂、遇空气能自燃的物质以及遇水能燃烧爆炸的物质，应采取隔绝空气、防水、防潮或采取通风、散热、降温等措施，以防止物质自燃和爆炸。

8）相互接触会引起爆炸的两类物质不能混合存放；遇酸、碱有可能发生分解爆炸的物质应避免与酸碱接触；对机械作用较为敏感的物质要轻拿轻放。

9）对于不稳定物质，在储存时应添加稳定剂。

10）防止生产过程中易燃易爆物的跑、冒、滴、漏，以防扩散到空间而引起火灾爆炸事故。

11）锅炉操作人员必须持证上岗。

12）废旧金属在进入冶炼以前应经过检查，清除里面可能混进的爆炸物。

13）金属冶炼、浇筑场地不能有积水，要保持干燥以防止高温金属液泄漏遇水发生爆炸。

六、高处坠落事故预防

高处作业是指凡在坠落高度基准面2m以上（包含2m）有可能坠落的高处进行的作业。为了防止发生高处坠落事故，必须采取一定的预防措施。具体有以下几个方面。

1）高处作业的人员，一般每年需要进行一次体格检查。患有心脏病、高血压、精神病、癫痫病等不适合从事高处作业的人员，不能进行高处作业。

2）高处作业人员在各项安全措施和人体防护用品未解决和落实之前，不能进行施工。对各种用于高度作业的设施和设备，在投入使用前，要加以检查，经确认完好后，才能投入使用。

3）高处作业人员的衣着要灵便，脚下要穿软底防滑靴，不能穿拖鞋、硬底鞋和带钉易滑的靴鞋。操作时要严格遵守各项安全操作规程和劳动纪律。

4）对作业中的走道、通道板和登高用具等，都应随时清扫干净。传递物件时不能抛掷。

5）梯子不得缺档，不得垫高使用。梯子横档间距以30cm为宜。使用时上端要扎牢，下端应采取防滑措施。

6）施工过程中若发现高处作业的安全设施有缺陷或隐患，务必及时报告并立即处理解决。对危及人身安全的隐患，应立即停止工作。所有安全防护设施和安全标志等，任何人不得毁损和擅自移位和拆除。

7）高处作业时必须有人监护。

七、锅炉压力容器事故预防

1. 锅炉事故预防

锅炉是生产蒸汽或加热水的设备。生产蒸汽的锅炉叫蒸汽锅炉，加热水而不把水转变成为蒸汽的锅炉叫热水锅炉。按用途可以为电站锅炉、工业锅炉、机车船舶锅炉、生活锅炉等；按容量可以分为大型锅炉、中型锅炉、小型锅炉。按蒸汽压力可以分为低压锅炉（压力至1.57MPa）、中压锅炉（压力为2.45MPa和3.82MPa）、高压锅炉（压力为9.81MPa）、超高压锅炉（压力为13.73MPa）、亚临界锅炉（压力为16.67MPa）和超临界锅炉（压力超过22MPa，即高于临界压力）。

（1）常见的锅炉事故

1）锅炉爆炸事故。它包括超压爆炸、缺陷导致的爆炸和严重缺水导致的爆炸等几种情况。

2）水位异常。水位异常事故主要指缺水和满水事故。造成水位异常的原因主要有以下几种：操作人员水位监视不严；水位报警器失灵；水位计不准确；自动给水控制系统或给水阀门失灵；排污不当或排污阀泄漏；受热面损坏；负荷骤变；炉水含盐量过大。

3）汽水共腾。汽水共腾是指蒸汽阀表面汽水共同生起，产生大量泡沫并上下波动翻腾的现象。产生汽水共腾时，水位计内出现泡沫，水位急剧波动，汽水界限难以分清，过热蒸汽温度急剧下降，严重时蒸汽管道内发生水冲击。

4）烟道尾部二次燃烧。燃料燃烧不完全时，部分可燃物随烟气进入烟道尾部，积存于烟道内，可能发生着火燃烧。二次燃烧常常将空气预热器、引风机甚至省煤器烧毁，造成重大经济损失。

5）承载部件损坏。主要指水冷壁管及对流管爆破事故、过热器管爆破和省煤器管损坏等。

（2）锅炉事故的预防措施

1）锅炉一般应装在单独建造的锅炉房内，锅炉房的出入口和通道应畅通无阻。

2）锅炉房实行岗位责任制，对于班组长、司炉工、维修工、水质化验员等分别规定责任范围。

3）锅炉及其辅机的操作规程，其内容应包括：设备投运前的检查与准备方法；起动与正常运行的操作方法；正常停运和紧急停运的操作方法；设备的维修保养。

4）执行锅炉的管理制度和设备维修保养制度、巡回检查制度、交接班制度、水质管理制度等。

5）定期检查锅炉房安全工作实行情况。

6）司炉工必须忠于职守，严格执行操作规程。

7）蒸汽锅炉运行中有下列情况之一时，应立即停炉：

① 锅炉水位降到规定的水位极限以下时，不断加大向锅炉给水及采取其他措施，但水位仍继续下降。

② 锅炉水位已提升到运行规定的水位上限以上时。

③ 给水机械失效。

④ 水位表或安全阀全部失效。

⑤ 锅炉元件损坏，危及运行人员安全。

⑥ 燃烧设备损坏，炉膛倒塌或锅炉构架被烧红。

⑦ 其他异常运行情况。

2. 压力容器事故预防

压力容器是指承受压力的容器。压力容器广泛应用于化工、炼油、机械、动力、轻工、纺织、冶金、核能及运输等工业部门，是生产过程中不可缺少的重要设备。与此同时，压力容器是一种具有爆炸危险的特殊设备，一旦发生事故将给国家财产和人民的生命带来不可估量的损失，因此必须加强安全管理。

压力容器根据其压力高低，介质危害程度、用途以及在生产使用过程中的危害程度综合衡量，可以分为一类容器、二类容器、三类容器。

（1）压力容器常见的损坏类型　压力容器的破裂类型有韧性破裂、脆性破裂、疲劳破裂、腐蚀破裂和蠕变破裂。

（2）压力容器的安全防护措施

1）压力容器的使用企业，必须建立"压力容器技术档案"，熟悉设备的使用规律，防止因盲目使用设备而发生事故。

2）压力容器应严格按照操作规程进行操作。

3）加强压力容器的维护工作，并定期检验，以便及时发现并消除容器的缺陷和隐患。

4）压力容器的操作人员必须持证上岗。

5）压力容器发生下列异常现象之一时，操作人员应立即采取紧急措施，并按规定的报告程序，及时向工厂有关部门报告。

① 压力容器工作压力、介质温度或壁温超过许用值，采取措施仍不能得到有效控制。

② 压力容器的主要受压元件出现裂缝、鼓包、变形、泄漏等危及安全的缺陷。

③ 安全附件失效。

④ 接管、紧固件损坏，难以保证安全运行。

⑤ 发生火灾直接威胁到压力容器安全运行。

⑥ 过量充装。

⑦ 压力容器液位失去控制，采取措施仍不能得到有效控制。

⑧ 压力容器与管道发生严重振动，危及安全运行。

八、车辆运输伤害事故预防

厂内运输车辆虽然只是在厂院内运输作业，但是如果对安全驾驶的重要性认识不足，思想麻痹，违章驾驶以及车辆带"病"运行，就容易造成车辆伤害事故。据国家有关部门对全国工矿企业伤亡事故的统计表明，发生死亡事故最多的是场内交通运输事故，约占全部工伤事故的25%。因此，车辆运输事故预防的重要性是不容忽视的，绝不能掉以轻心。

1. 厂内车辆伤害事故规律

车辆事故可分为碰撞、碾轧、刮擦、翻车、坠车、爆炸、失火、出轨和搬运装卸中的坠落物体打击等。事故发生具有以下规律性：

（1）时间性 每天7点到15点半发生的事故最多。

（2）年龄性 据相关部门统计，一般18~40岁的人居多，其中，18~25岁的占25%，25~40岁的占32.5%。

（3）受伤部位 一般以腿、脚为最多。

2. 造成车辆伤害事故原因

（1）违章驾车 事故的当事人不按有关规定驾车行驶，扰乱正常的场内搬运秩序，致使事故发生，如酒后驾车、疲劳驾车、非驾驶人驾车、超速行驶、争道抢行、违章超车和违章装载等。

（2）疏忽大意 当事人由于心理或生理方面的原因，没有及时、正确地观察和判断道路情况而造成失误，如情绪急躁等原因引起操作失误而导致事故。

（3）车况不良 车辆总成部件失灵或不齐全，带"病"行驶。

（4）道路环境差 厂区内的道路因狭窄、曲折、物品占道或天气恶劣等原因使驾驶人操作困难，导致事故增加。

（5）管理不严 由于车辆安全行驶制度没有落实，管理规章制度或操作规程不健全，交通信号、标识、设施缺陷等管理方面的原因导致事故发生。

3. 车辆运输伤害事故预防措施

1）车辆驾驶人员必须经有资格的培训单位培训并考试合格后方可持证上岗。

2）车辆通过路口后，驾驶人员一定要先观望，确定没有危险时才能通过。

3）严禁在铁路专用线上行驶，更不允许推车行驶。

4）车辆的各种机构零件，必须符合技术规范和安全要求，严禁"带病"运行。

5）汽车在出入厂区大门时时速不得超过20km。

6）装卸货物不得超载、超高。

7）装载货物的车辆，随车人员应坐在指定的安全地点，不得站在车门踏板上，也不得坐在车厢侧板上或坐在驾驶室顶上。

8）电动车在进入厂房内，装载易燃易爆、有毒有害物品时禁止乘人。

9）铲车在行驶时，车铲距地面不得小于300mm，但也不得高于500mm。严禁任何人站在车铲的货物上随车行驶，也不能站在铲车车门上随车行驶。

10）严禁驾驶员酒后驾车、疲劳驾车、争道抢行等违章行为。

九、职业病预防

职业病是指劳动者在生产劳动及其他职业活动中，接触职业性有害因素引起的疾病。职业病可分为职业中毒、尘肺、物理因素职业病、职业性传染病、职业性皮肤病、职业性眼病、职业性耳鼻喉疾病、职业性肿瘤及其他职业病等。下面主要讲述最常见的职业中毒、尘肺病、噪声危害的预防知识。

1. 职业中毒的预防

（1）职业中毒的途径　毒物进入人体主要是通过呼吸道、皮肤、消化道三种途径。各种毒物的毒性作用于人体的器官不同，有的可引起全身中毒，有的可损害神经系统、消化系统、呼吸系统、血液系统、泌尿系统、心血管系统、生殖系统及内分泌系统等器官。某些毒物还具有致癌、致畸作用，对人体产生远期影响。

（2）职业中毒综合预防措施

1）改革工艺设备和工艺操作方法，从根本上杜绝和减少毒物的产生。

2）以无毒或低毒原料代替有毒或高毒材料。

3）密闭式操作。生产过程的密闭化包括设备本身的密闭及投料、出料、物料的运输、粉碎、包装等过程的密闭化。

4）通风排毒与净化回收。

5）隔离操作。将毒源或工艺过程与操作者隔离开，以减轻职业危害。

6）个体防护。防护工具包括工作服、工作帽、工作鞋、手套、口罩、眼镜、过滤式防毒呼吸器、隔离室防毒呼吸器等。

（3）防毒管理措施

1）加强管理工作。在组织生产中自觉贯彻"管生产必须管安全"的原则，有计划地改善劳动条件，建立健全有关防毒管理制度，教育群众自觉保护自己。

2）定期测定有毒物体。掌握生产场所污染的程度、污染的范围及动态变化，为制定和修改有关法规标准积累资料。

（4）防毒教育措施

1）加强员工防毒宣传。使员工主动遵守安全操作规程，加强个人防护。

2）对员工进行个人卫生指导。指导工人不在作业场所吃饭、饮水、吸烟等，坚持饭前漱口，班后洗浴，工作服清洗制度等。

3）定期健康检查。企业要定期对从事有毒作业的劳动者进行健康检查，以便能对职业中毒者早发现，早治疗。

2. 尘肺病的预防

（1）尘肺病发病机理　粉尘是工业生产过程中因研磨、压挤、撞击等作用，由固体物质形成的微细颗粒，其大小一般为微米量级（μm），长期在高浓度粉尘环境下工作，受危害最严重的是人的呼吸器官，如可引起职业性鼻炎、呼吸道感染。

空气中的粉尘，其颗粒直径在 $5\mu m$ 以上的称为肺呼吸性粉尘，$5\mu m$ 及其以下的粉尘称为呼吸性粉尘，含尘空气进入呼吸系统时，其中的非呼吸性粉尘，由于鼻腔和上呼吸道的阻塞作用，会很快随着被呼出气流排出来，而呼吸性粉尘则进入人的肺部，并沉积在人的肺泡中，沉积在肺泡中的粉尘，会吸收肺泡的活性组织，与其形成坚硬的结缔组织，慢慢使肺失去弹性，降低肺的呼吸机能，这就是常说的尘肺病。

（2）尘肺病防御措施

1）加强技术自理，减少作业空气的粉尘浓度。

① 减少尘源的产尘量途径。改善作业工艺，减小原料的破碎程度；在尘源周围设置密闭设备，使粉尘不扩散到空气中；在尘源处设置除尘器，将产生的粉尘收集起来。

② 设置通风除尘设备，净化作业空气。

2）加强安全教育，增强工人的职业卫生意识，按照规定佩戴防护用品。

3）加强劳动保护。要求接触粉尘员工按照规定佩戴防尘口罩。

4）加强粉尘检测。

3. 听力保护

（1）职业噪声的危害　噪声是工业生产过程中一种较为严重的职业危害，高强度的噪声会导致人的心血管系统自主神经功能的失调和耳聋。强噪声除了可导致耳聋外，还可对人体的神经系统、心血管系统、消化系统，以及生殖机能等产生不良的影响。特别强烈的噪声还可导致精神失常、休克，甚至危及生命。由于噪声易造成心理恐惧以及对报警信号的遮蔽，它又是造成工伤死亡事故的重要配合因素。

（2）预防噪声危害的技术途径

1）消声控制和消除噪声源是控制和消除噪声的根本措施。改革工艺过程和生产设备，及用低声或无声工艺和设备代替产生噪声的工艺和设备，将噪声远离工人作业区均是控制噪声的有效手段。

2）控制噪声的传播。用吸声材料、吸声结构和吸声装置将噪声源封闭，吸收辐射和反射的声能，防止噪声传播。常用的隔声材料有隔声墙、隔声罩、隔声地板等。常用的吸声材料有玻璃棉、矿渣棉、毛毡、泡沫塑料、棉絮等。

3）采用合理的防护措施。佩戴护耳器，护耳器主要包括耳塞和耳罩。合理安排劳动制度，工作日中穿插休息时间，休息时间离开噪声对人体的危害。

4）定期体检。接触噪声的人员应进行定期体检。对于已出现听力下降者，应加以治疗和观察,重者应调离噪声作业。就业前体检或工作中定期体检中发现明显的听觉器官疾病、心血管病、神经系统器质性病变者不得参加接触强烈噪声的工作。

回答下列问题

1. 图 3-59 中存在什么危险?为了自己和他人安全该怎样做?

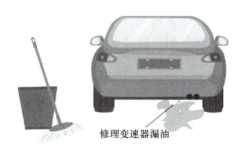

图 3-59　地面有油渍

_____
_____
_____

2. 从图 3-60 中可观察到什么危险?工人在上班前、工作中、下班后该采取什么预防措施?

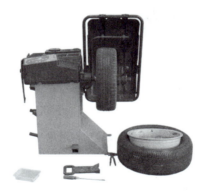

图 3-60　轮胎平衡机工作场地

你观察到的危险之处:

_____
_____

上班前准备工作(列举两条):

(1)_____
(2)_____

工作中安全程序(列举三条):

(1)_____
(2)_____

（3）_____

下班后清洁工作程序（列举四条）：

（1）_____
（2）_____
（3）_____
（4）_____

3. 下面是关于职业中毒预防的有关问题。

（1）请列出在工作场所能够接触到的四种有机溶液名称：

_____

（2）这些有机溶液能通过什么途径进入人体内？

_____

（3）这些有机溶液的毒性能够引起人体哪些部位病症？

_____

（4）毒性在神经系统产生麻醉作用的后果是什么？

_____

（5）有机溶剂危害健康产生的原因（正确答案"✓"）

☐物质条件　☐化学制品　☐工作效率　☐心理异常　☐生物制品

实施事故预防措施与工作页

本任务要求学习者根据自己的校内实训基地或实习工作环境，提出事故预防措施。

1）按照表3-6中的流程完成任务，填写安全检查清单，说明不安全因素。
2）对不安全因素提出预防措施。
3）当完成这个任务达到要求时，鉴定教师会同意你进入下一个任务学习。

表3-6　安全检查清单

检查组组长：＿＿＿＿　成员：＿＿＿＿　检查日期：＿＿＿年＿＿＿月＿＿＿日

序号	检查项目	检查标准	检查方法	检查结果			
				是否符合	存在问题	整改要求	考核意见
1	防火	严禁烟火、严禁吸烟	查现场				
		消防通道畅通无阻碍	查现场				
		灭火器、消防水带定点存放，专人管理，定期检查维护，完好有效	查现场 查记录				
		消防设施专人管理，定期检查维护，完好备用	查现场 查记录				
		员工熟悉岗位易燃气体报警器的报警状态，能够正确使用消防器材	现场提问				

（续）

序号	检查项目	检查标准	检查方法	检查结果			
				是否符合	存在问题	整改要求	考核意见
2	防中毒	有毒场所应设置通风橱、排风扇，并保证正常使用	查现场				
		员工掌握岗位的危化品的理化特性及危险性，熟悉岗位有毒报警仪器的报警状态，能够正常使用个人防护用品	查现场提问				
3	防风	设备设施稳固无松动；临时搭建的棚、脚手架稳固	查现场				
		特种作业需加强管理，五级风以上需升级管理	查现场				
4	现场作业	严格执行票证管理制度，办理相应的作业票	查票证				
		作业票证必须严格审批程序，合格有效	查票证				
		作业现场必须符合安全要求并设置专人监护	查现场				
		作业人员正确佩戴劳动防护用品	查现场				
		作业票证妥善保存	查记录				
		落实安全措施，杜绝违章	查现场				
5	用电管理	电气设备应进行静电接地；防雷设施完好	查现场				
		变压器室的门应上锁，并挂"高压风险"的警告牌及安全色标	查现场				
		不乱拉、乱接临时线、临时灯	查现场				
		现场插座或开关应完整无损、安装牢固、外壳或罩盖应完好、操作灵活、接头可靠。潮湿、有腐蚀性蒸气和气体、有易燃易爆的场所和户外等处，应分别采用合适的防潮、防爆、防雨的灯具和开关	查现场				

（续）

序号	检查项目	检查标准	检查方法	检查结果			
				是否符合	存在问题	整改要求	考核意见
6	劳动防护用品及应急器材、药品	事故柜中劳动防护用品、应急救援器材、药品分类整齐摆放	查现场				
		劳动防护用品及应急器材完好，应急药品有效	查现场				
		洗眼淋浴器材等现场应急救援设施完好备用	查记录				
		专门负责定期维护检查	查记录				
7	安全附件	压力表有上限标识，表盘完好稳固，清晰可见，有校验合格证	查现场				
		安全阀铅封完好，底阀开启并在安全有效期内	查现场				
		液位计有上下限标识，设置防护罩	查现场				
		定期检查维护	查记录				
8	安全标识	在具有职业危害场所设置公告栏和安全标识	查现场				
		在具有危化品的场所设置危害告知牌或警示标识	查现场				
		在生产装置和作业现场设置安全标识	查现场				
		专人负责，定期检查维护	查记录				
9	外来人员	外来人员须登记并接受安全告知，进行安全教育	查记录				
		外来人员正确佩戴安全防护用品	查现场				
		外来人员了解现场危险性，掌握个人防护与应急	查现场				
		外来人员遵守规章制度，无"三违"现象	查现场				
10	车辆安全	进入厂区车辆必须安装阻火器，按照规定路线行驶	查现场				
		厂区内机动车行驶速度为5~10km/h	查现场				
		驾驶人精神状态良好，严格执行机动车辆七大禁令	查现场				

项目3　实施事故预防与风险控制措施

（续）

序号	检查项目	检查标准	检查方法	检查结果			
				是否符合	存在问题	整改要求	考核意见
11	有毒、易燃气体报警装置	可燃气体报警仪无损坏，分析数据正常、在检验有效期内	查现场				
		变送器及传输线路完好	查现场				
		专人检查维护保养	查记录				
12	机械设备安全设施	电机应有防护罩	查现场				
		有可能伤人的机械设备处有可靠的防护装置	查现场				
13	关键装置重点部位	当班人员执行区间巡检；车间每月进行一次安全检查；厂区每季度进行一次检查	查现场查记录				
		班组按计划进行安全活动，承包责任人每月至少参加一次	查记录				

项目3学习检查单

检查内容	肯定回答
1. 职业目标	
认识事故预防与风险控制原则	
正确选用个人劳动防护装备	
正确地辨识安全标志，指导采取安全行为	
实施正确的人工搬运步骤，避免带来身体伤害	
实施事故预防九项措施，消除故障隐患	
2. 素养目标	
树立安全规范意识，养成职业规范的安全行为	
强化安全规范教育，培养自我保护能力	
3. 关键能力	
你是否根据已有程序和预定标准，收集、分析和组织完成资料	
你是否依据标准能正确、精确、有效地交流信息	
你是否按计划有组织地活动以完成目标	
你是否能充分使用学习资源完成学习目标	

完成情况

所有上述表格必须是肯定回答。如果不是，应咨询教师是否需要增加学习活动，以达到要求的能力。

教师签字 ＿＿＿＿＿＿＿＿＿＿＿＿＿＿＿＿＿＿＿

学生签字 ＿＿＿＿＿＿＿＿＿＿＿＿＿＿＿＿＿＿＿

完成日期和时间 ＿＿＿＿＿＿＿＿＿＿＿＿＿＿＿

项目4

执行应急救援程序

项目学习目标

提高在工作场所发生事故后执行应急救援程序的能力，减少事故带来的损失和伤害。其具体表现为：

1. 职业目标

1）认识事故应急预案的级别、基本应急程序。
2）按照规定执行紧急情况报警程序。
3）按照规定执行紧急疏散程序。
4）按照规定执行火灾消防程序。
5）按照规定执行触电急救程序。
6）按照规定执行中毒窒息事故救护程序。
7）按照规定执行事故调查报告程序。

2. 素养目标

1）树立企业责任意识，培养担当精神。
2）强化应急救援程序教育，提升责任感。

素养导学

2018年度感动中国十大人物：刘传健——胆气亦英雄

2018年感动中国组委会颁奖词：仪表失灵你越发清醒，乘客的心悬得越高，你肩上的责任越重。在万米高空的险情中如此从容，别问这是怎么做到的，每一个传奇背后都隐藏着坚守和执着。

2018年5月14日，川航3U8633重庆至拉萨航班执行航班任务时，在万米高空突然发生驾驶舱风窗玻璃爆裂脱落、座舱释压的紧急状况，这是一种极端罕见的险情。生死关头，刘传健果断应对，带领机组成员临危不乱、正确处置，地面的成都双流机场执行三级应急预案，确保了机上119名旅客的生命安全。

这一被称为"民航史奇迹"的川航备降事件引发全球关注。机长刘传健也因在事故处置中的出色表现，被授予"中国民航英雄机长"称号，机组全体成员被授予"中国民航英雄机组"称号。

项目4 执行应急救援程序

任务4.1 认识事故应急预案

 任务学习目的

认识员工在事故发生时应该执行的应急预案内容。
1）认识事故应急预案的级别。
2）认识事故应急预案的程序。
3）了解事故应急预案的培训内容。

 学习信息

事故应急预案又称事故应急计划，是针对各种可能发生的事故所需的应急行动而制定的指导性文件，是事故预防系统的重要组成部分。

事故应急预案总目标是控制紧急事件的发展并尽可能消除事故，将事故对人、财产和环境的损失减少到最低限度。

事故应急救援包括事故单位自救和对事故单位以及事故单位周围危害区域的社会救援。其中工程救援和医学救援是应急救援中最主要的两项基本救援任务。在这里只介绍工程救援的基本任务。

一、事故应急预案的级别

在应急救援的不同阶段实施什么行动要依靠决策过程，反过来则要求对事故发展过程的连续评价。无论是谁，只要发现危险的异常现象，第一反应就要开始启动应急预案。

不同的人判断相同事故会产生不同的分级。为了消除紧急情况下产生的混乱，应参考企业和政府部门制定的事故分级指南。

根据《中华人民共和国安全生产法》《中华人民共和国突发事件应对法》中的相关规定，根据可能的事故后果的影响范围、地点及应急方式，在我国建立事故应急救援体系时，可将事故应急预案分成5种级别。应急行动级别是事故不同程度的级别数。事故越严重，数值越高，大多数工业企业采用前三级分类系统。

1. 一级（企业级）——现场处置预案

定义：是企业可扩展的异常事件或容易被控制的事件，是最低应急级别。

这类事故的有害影响局限在一个单位（如某个工厂、火车站、仓库、农场、煤气或石油输送加压站/终端站等）的界区之内，并且可被现场的操作者遏制和控制在该区域内。这类事故可能需要投入整个单位的力量来控制，但其影响预期不会扩大到社区（公共区）。例如：小型火灾或轻微毒物泄漏对企业人员的影响可以忽视。

通报：一般情况下，不需要通报。

行动：不需要援救。

2. 二级（县、市/社区级）——专项应急预案

定义：所涉及的事故及其影响可扩大到公共区（社区），但可被该县（市、区）或社区的力量，加上所涉及的工厂或工业部门的力量所控制。外部人群一般不会受到事故的直接影响，属中间应急级别。

通报：通报上级安全主管部门负责人。

行动：需要外部援助，企业外人员，如消防、医疗和泄漏控制人员应该立即行动。

洪水灾难自救

3. 三级（地区/市级）——综合应急预案

定义：这类事故影响范围大，后果严重，或是发生在两个县或县级市管辖区边界上的事故。

通报：通报省级安全主管部门负责人。

行动：应急救援需动用地区的力量。

突遇森林火灾如何逃生自救

4. 四级（省级）——综合应急预案

定义：对可能发生的特大火灾、爆炸、毒物泄漏事故，特大危险品运输事故以及属省级特大事故隐患、省级重大危险源，应建立省级事故应急反应预案。它可能是一种规模极大的灾难事故，也可能是一种需要用事故发生的城市或地区所没有的特殊技术和设备进行处理的特殊事故。

通报：通报国家级安全主管部门负责人。

行动：这类意外事故需用全省范围内的力量来控制。

如何在遭遇地震时自救

5. 五级（国家级）——综合应急预案

定义：对事故后果超过省、直辖市、自治区边界以及列为国家级事故隐患、重大危险源的设施或场所。

通报：通报国家级安全主管部门负责人。

行动：这类意外事故需用全国的力量来控制。

在专项应急预案和综合应急预案中，可决定要求进行安全避难或疏散。同时也需要医疗和其他机构的人员支持，启动企业外应急预案。

二、基本应急程序

《中华人民共和国安全生产法》《关于特大安全事故行政责任追究的规定》《危险化学品安全管理条例》及有关法规都有制定事故应急预案和建立各级应急救援系统的规定。图4-1所示为国家应急救援体系机制。

基本应急程序主要是针对任何事故应急都必需的基本应急行动，包括一系列的子程序。

1. 报警程序

报警程序是指在发生紧急情况或突发事故过程中，任何人员都有可能发现事故或险情，此时他们的首要任务就是向有关部门报警，提供事故的所有信息，并在力所能及的范围内采取适当的应急行动。

2. 通信程序

通信程序指在应急中可能使用的通信系统，用以保证应急救援系统的各个机构之间保持联系。

3. 疏散程序

疏散程序主要内容是从事故影响区域内疏散的必要行动。

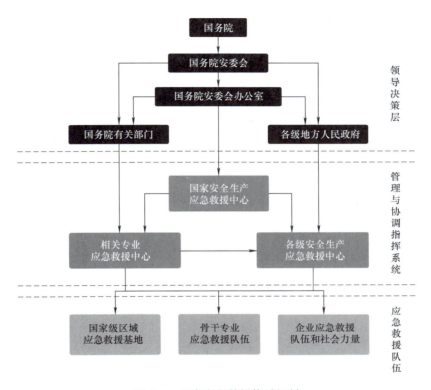

图 4-1　国家应急救援体系机制

4. 交通管制程序

危险品运输车通过重要区段时，为防止交通阻塞和人员过于密集带来的危险，应该实施交通管制，从而使危险品运输车辆顺利地通过复杂的关键路段，最大地降低危险。交通管制的程序主要包括以下几方面：警戒、约定的交通管制、快速交通管制。

5. 恢复程序

恢复程序是使在事故中一切被破坏或耽搁的人、物和事得到恢复，进入正常运作状态。

三、应急救援培训内容

无论应急资源多么充分，应急组织多么完善，如果平时缺乏常规的必要的人员培训和应急行动的演练，任何一个事故应急救援行动都不会获得成功。不管针对哪种事故应急，对于职场中员工，必须培训以下内容：

1）事故报警。
2）紧急情况下人员的安全疏散。
3）个人防护措施。
4）对潜在事故的辨识。
5）灭火器的使用以及灭火步骤的训练。

回答下列问题

【案例分析】

某煤矿采煤区发生一起特别重大的瓦斯爆炸事故,造成162人死亡,37人受伤(其中重伤14人),直接经济损失1227.22万元。

事故发生时,当班井下有244人作业。回风巷掘进工作面因更换局部通风机停电造成瓦斯超限。20点38分,该矿调度室接到电话汇报水平车场有股浓烟冒出来。矿调度立即通知井下作业人员马上撤出,同时向矿领导、矿务局调度汇报通知救护队进行抢救。23点40分,矿务局有关领导到达该矿,成立了抢救指挥中心,矿务局长和该矿矿长任总指挥。

事故调查领导小组认为这是一起因机电管理混乱,现场人员违章拆开矿灯,产生火花引起瓦斯爆炸的重大责任事故。

1. 请回答下面问题,将正确的答案打"√"。
(1) 此次瓦斯爆炸,应该启动哪级应急预案?
一级应急预案□   二级应急预案□   三级应急预案□
(2) 请问该矿在瓦斯爆炸事故后,采取了哪些基本应急程序?
报警程序□ 通信程序□ 疏散程序□ 交通管制程序□ 恢复程序□
2. 事故发生后应该怎样做,才能减少更多损失?

_____

_____

任务4.2　执行紧急情况报警程序

任务学习目的

能正确地执行报警程序。
1) 认识报警程序的目的。
2) 认识紧急事故情况类型。
3) 知道报警通告范围。
4) 执行企业内紧急报警步骤。

学习信息

一、报警程序的目的

1) 主要指导人员如何使用报警与通信设备。
2) 明确安全人员、操作人员或其他人员的报警职责。

二、紧急事故情况类型

1) 高空坠落、物体打击、机械伤害、触电、坍塌等造成的人员伤亡。

2）火灾、爆炸事故。
3）化学品的溢出和释放。
4）重大施工机械设备事故。
5）集体食物中毒与中暑、施工中毒与窒息事故。
6）暴雨等自然灾害。

三、报警通告范围

在具体执行报警操作时，应该根据事故的实际情况，决定报警的接受对象即通告范围。通报—指挥流程如图4-2所示。

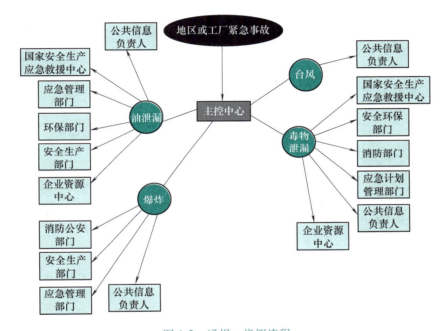

图4-2　通报—指挥流程

四、执行企业内紧急报警步骤

1. 企业内应急报警系统

通常工业企业使用的报警与通信设备是：电话、报警器、信号灯、无线电等。
应急报警系统的声音规定为：
1）火警——高声呼喊。
2）气体泄漏报警——间断高/低声。
3）全体警报——持续声。

　注意事项

1）使用无线电、网络、电话通知厂内部时间不应超过5分钟。
2）通知人员：所有参观者、承包商、工作人员。

正确地通知急救救援队

2. 紧急报警步骤

当遇到了紧急情况,需要救护车,请拨打急救中心电话"120";当出现毒性物质泄漏时,请拨打所使用毒性物资的企业电话,要求处理毒性泄漏方案;当需要消防队员帮助时,请拨打火警电话"119"。

1)当紧急话务员询问时,要清楚叙述自己所要求的服务项目。

2)镇静而口齿清楚地表达信息,做好准备回答任何问题。叙述问题的主要内容如下:

① 企业的名称和准确的位置,指明清晰的路标或证明身份的指示。

② 报警人的姓名和电话号码。

③ 紧急事故的大致情况:如泄漏化学物质名称,该物质是否为极危害物质,泄漏时间及持续时间、泄漏量等。

④ 被围困受伤者的数量。

⑤ 有关受伤者伤害情况的信息。

⑥ 涉及的危险,如火、化学溢出物、烟。

⑦ 获得进一步信息,需联系人的姓名和电话号码,以得到更多的信息。

3)等待直到被告知可以挂断电话为止。

4)叫某个人留在一个标志显眼的地方,指引紧急服务车辆到达正确地点。

 回答下列问题

【案例分析】

某地一家汽车维修厂发生了一起油罐车爆炸事故,3人遇难。经调查,事故原因是未经专业培训的两名工人在电焊作业时违规操作,火花点燃了油泵里残留的油料,引爆了车上的油罐。该汽修厂老板被刑事拘留。

事故的经过:事发日下午,油罐车主到该厂取车,检查时发现车后尾灯不亮,便要求工人再检修一下线路。工人修好线路,把油泵重新装上去,一名工人拿起电焊机焊了两下没有修好,让他人帮忙,另一名工人就用电焊机固定油泵,刚用电焊机点了两下,就听到"轰"的一声巨响,整个油罐车被炸成了一堆废铁,维修厂顿时成了一片火海。

请根据案例内容填写下面信息,以实施火警报警程序。

(1)拨打电话号码_____

(2)企业名字_____

(3)准确地址_____

(4)火灾原因_____

_____

(5)受伤人员情况_____

(6)将涉及的危险_____

(7)报警人姓名和电话_____

项目4　执行应急救援程序

任务4.3　执行紧急疏散程序

 任务学习目的

能正确地执行紧急疏散程序。
1）知道实施紧急情况疏散程序的关键因素。
2）正确执行火警疏散程序的典型步骤。

 学习信息

职场的紧急情况很多，如火灾和化学品泄漏，如果处理不好，可能导致大规模的重大伤害和灾难。然而减少伤害和死亡的关键是采取迅速、有计划的控制行动，进行紧急情况疏散程序的演练培训。

一、实施紧急情况疏散程序的关键因素

1）造成职场紧急情况疏散的条件和事件级别的根据。
2）疏散程序步骤详细说明了控制或限制每种特殊紧急情况的危险性。
3）单位负责人宣布疏散程序实施的计划和要处理的应急预案级别。
4）疏散路线的图解、标语、出口标志清楚展示在看得见的地方。
5）明确应急反应组织人员的责任。应急反应组织中的人员包括：单位安全责任人、火警火情控制小组、应急急救人员。
6）应急反应组织成员大多数进行了有关应急技能的详细训练，其他负责人至少进行过基本训练。
7）明确职场中其他人的责任。
8）执行例行的疏散演习和紧急系统的测试，如火警报警电话。
9）安全疏散的程序、集合和清理人数。
即使有了有效的程序，工作场所也应该有一些必需的基本的应急器具或者基础设施。这些设施就是指火灾和烟检查系统，灭火器，灭火水龙带和潜在的防火墙、门或消防井。

二、火警疏散程序的典型步骤

1）当听见"准备疏散"的警告信号（见图4-3）或者被告知将被疏散时，应立即关掉电源，同时呼喊救助（见图4-4）。
2）当疏散警报响起，应尽快接近能去的所有窗户、门口，离开危险区域。
3）按照规定向管理人员上报（见图4-5）。不同情况的具体报告对象详见任务4.7，知道事故报告程序和填写事故调查报告说明。
4）协助一些不了解这一工作地区的特殊人员，如客户、供应商、参观者等走到紧急出口由疏散通道撤离（见图4-6）。

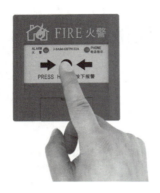
图 4-3　按动报火警信号按钮

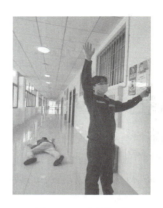
图 4-4　呼喊救助

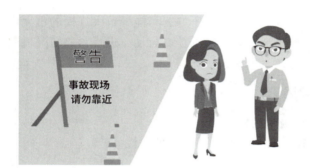
图 4-5　向上级报告

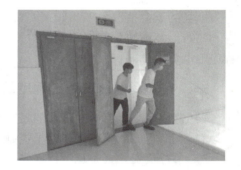
图 4-6　由疏散通道撤离

5）如果在高层或低层地方工作，应使用紧急通道，它会指引逃生者走向安全出口。

6）不要使用电梯，除非它们有抗火灾的特殊设计。原因是电梯线路通常会很快被大火烧断，如果电梯下落，电梯里的乘客就会被困在其中。

7）到达集中地，并且开始统计附近的人数。

8）不要企图再次进入建筑物，直到收到警报解除信号。

安全警告

不管是演习疏散或者是真正的疏散，每次都应该遵循标准的疏散程序，除非管理者建议改变疏散程序。

完成下列任务

1. 让学生认识车间或模拟车间的安全疏散通道标志，并记录下来。

2. 沿着安全通道标志走一遍。

3. 在下面格子上绘制出你所处的实习基地或模拟车间的安全疏散通道、消防器放置位置、急救包放置位置、安全标志位置、废品回收装置位置。

任务4.4　执行火灾消防程序

任务学习目的

能正确地执行火灾消防程序。
1）认识灭火原理。
2）正确选用灭火器。

学习信息

一、灭火原理

1. 火灾发生的四个基本因素

（1）燃料　燃料是指任何易燃物质，即任何可以燃烧的液体、固体或气体，如汽油、柴油、煤油等各种润滑油品。

（2）引火源　引火源是指点火所需的热量。这可能是一个火花、裸露的火焰、烟蒂、摩擦或者带电的插座。热量对于维持火的势头，特别是液体或固体燃料火灾是很重要的。

（3）氧气　空气里有20%的氧气，只有16%的氧气可以燃烧。

（4）化学反应链　当着火发热时，适量的燃料和氧气在合适的条件下能产生火灾。

这四个因素组合成了所谓的火灾四面体形式，了解这四个因素是了解火灾防护和怎样灭火的关键。

2. 灭火原理

针对火灾四面体，当火势形成后，灭火的基本对策就是抑制和扑灭火焰，其灭火原理是：

（1）隔离燃料　借助于灭火器中灭火剂的某些特定的功能，设法使可燃物与氧化剂（氧气）彻底隔绝。

（2）隔离氧气　将可燃物周围的氧气稀释或消耗到支持燃烧的浓度值以下。

（3）减少热量　大大降低可燃物表面的温度，或抑制和破坏链式燃烧反应。

二、正确选用灭火器

1. 火种分类

在 GB/T 4968—2008《火灾分类》中将火灾分为 A、B、C、D、E、F 六大类。

火灾的分类及灭火器的使用

（1）A 类火灾　是指固体物质火灾。这种物质通常具有有机物性质，一般在燃烧时能产生灼热的余烬，如木材、棉、毛、麻、纸张、橡胶、塑料等物质燃烧所产生的火灾。

（2）B 类火灾　是指液体或可熔化的固体物质火灾，如汽油、煤油、柴油、甲醇、乙醇、乙醚、沥青、石蜡等物质燃烧所产生的火灾。

（3）C 类火灾　是指气体火灾，如煤气、天然气、液化石油气、甲烷、乙烷、氢气等物质燃烧所产生的火灾。

（4）D 类火灾　是指金属火灾，如钾、钠、镁、钛、锂、铝镁合金等物质燃烧所产生的火灾。

（5）E 类火灾　是指带电火灾，即物体带电燃烧引起的火灾。

（6）F 类火灾　是指烹饪器具内的烹饪物（如动、植物油脂）引起的火灾。

2. 正确选择和使用常用灭火器

按照 GB/T 5907.5—2015《消防词汇 第 5 部分：消防产品》中规定的灭火器种类，按照灭火器移动方式分为手提式灭火器（手提式、储气瓶式、贮压式）、推车式灭火器、简易式灭火器、灭火毯。按照充装的灭火剂可分为：泡沫灭火器、气体灭火器、干粉灭火器、水系灭火器、其他灭火器。

（1）泡沫灭火器　泡沫灭火器中的泡沫灭火剂主要是泡沫溶液与水混溶并通过机械方法或化学反应产生的灭火泡沫。泡沫灭火器主要适用于扑救 A 类火灾，如木材、纤维、橡胶等固体可燃物火灾；B 类火灾，如油制品、油脂等火灾。

泡沫灭火器的使用方法：

1）右手握着压把，左手托着灭火器底部，轻轻地取下灭火器，如图 4-7 所示。

2）右手提着灭火器到现场，如图 4-8 所示。

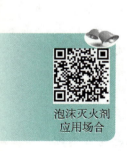

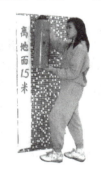

图 4-7　取下灭火器

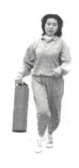

图 4-8　手提着灭火器

泡沫灭火剂应用场合

3）右手捂住喷嘴，左手执筒底边缘，如图 4-9 所示。

4）把灭火器颠倒过来呈垂直状态，用劲上下晃动几下，然后放开喷嘴，如图 4-10 所示。

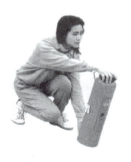 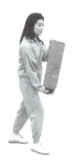

图 4-9　捂住喷嘴　　　　　图 4-10　灭火器颠倒放开喷嘴

5）右手抓筒耳，左手抓筒底边缘，把喷嘴朝向燃烧区，站在离火源 10m 的地方喷射，并不断前进，围绕着火焰喷射，直到把火扑灭，如图 4-11 所示。

6）灭火后，把灭火器卧放在地上。喷嘴朝下，如图 4-12 所示。

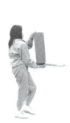 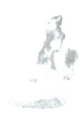 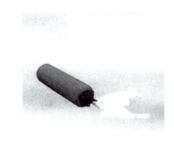

图 4-11　喷射燃烧区　　　　　图 4-12　灭火器卧放

（2）气体灭火器　以气体状态灭火剂进行灭火的灭火器。气体灭火剂分为卤代烷灭火剂、二氟一氯一溴甲烷灭火剂、三氟一溴甲烷灭火剂、七氟丙烷灭火剂、二氧化碳灭火剂、惰性气体灭火剂。气体灭火器适用于各种易燃、可燃液体及可燃气体火灾，还可扑救贵重品、仪器仪表、图书档案、工艺品和低压电器设备等的初起火灾。

二氧化碳灭火器的使用方法：

1）用右手握住压把（见图 4-13）。

2）用右手提着灭火器到现场（见图 4-14）。

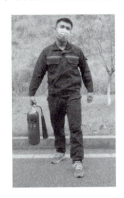 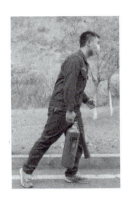

图 4-13　右手握住压把　　　　　图 4-14　手提灭火器

3)除掉铅封(见图4-15)。

4)拔掉保险栓(见图4-16)。

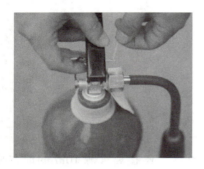

图4-15 除掉铅封

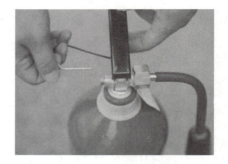

图4-16 拔掉保险栓

5)站在距火源2m的地方,左手拿着喇叭筒,右手用力压下压把(见图4-17)。使用时,不能直接用手抓住喇叭筒外壁或金属连线管,防止手被冻伤。

6)对着火焰根部喷射,并不断推前,直到把火焰扑灭(见图4-18)。

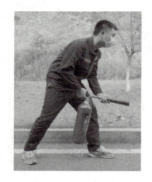

图4-17 右手压下压把

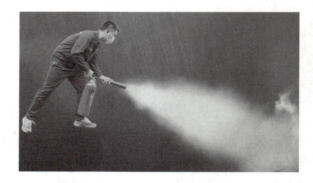

图4-18 喷射火焰根部

(3)干粉灭火器 干粉灭火器用于灭火的是干燥、易于流动的细微粉末。干粉灭火剂分为ABC干粉灭火剂、BC干粉灭火剂、超细干粉灭火剂。ABC干粉灭火剂是适用于扑救A类、B类、C类火灾的干粉灭火剂。BC干粉灭火剂是适用于扑救B类、C类火灾的干粉灭火剂。超细干粉灭火剂是粉末90%粒直径不大于20μm的干粉灭火剂。

干粉(碳酸氢钠)灭火器的使用方法:

常见干粉灭火器使用

1)右手握着压把,左手托着灭火器底部,轻轻地取下灭火器(见图4-19)。

2)右手提着灭火器到现场(见图4-20)。

3)除掉铅封(见图4-21)。

4)拔掉保险栓(见图4-22)。

5)左手握着喷管,右手按下压把(见图4-23)。

6)在距火焰5m的地方,右手用力压下压把,左手拿着喷管对准火焰根部左右摆动,喷射干粉覆盖整个燃烧区(见图4-24)。

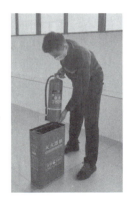
图4-19　取下灭火器

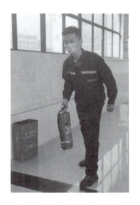
图4-20　提着灭火器

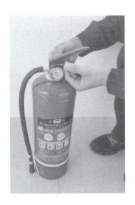
图4-21　除掉铅封

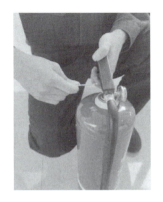
图4-22　拔掉保险栓

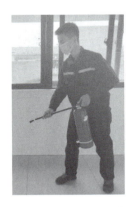
图4-23　右手按下压把

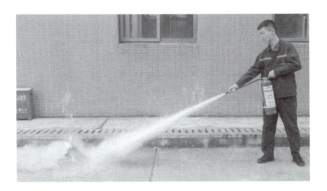
图4-24　喷射根部使干粉覆盖燃烧区

推车式干粉灭火器的使用方法：
1）把干粉车拉或推到现场（见图4-25）。
2）右手抓着喷粉枪，左手顺势展开喷粉胶管，直至平直，不能弯折或打圈（见图4-26）。
3）除掉铅封，拔除保险销（见图4-27）。
4）用手掌使劲按下气阀门（见图4-28）。

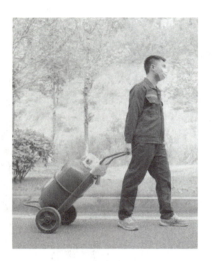

图 4-25　干粉车拉到现场

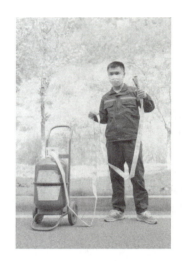

图 4-26　展开喷粉胶管

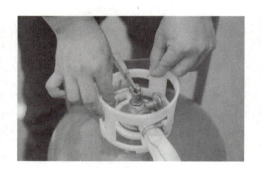

图 4-27　除掉铅封，拔除保险销

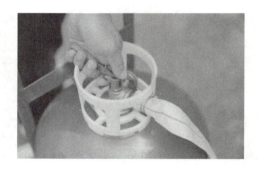

图 4-28　按下气阀门

5）左手把持喷粉枪管托，右手把持枪把，用手指扳动喷粉开关，在距燃烧处 5m 左右对准火焰喷射，不断靠前左右摆动喷粉枪，用干粉笼罩住燃烧区，直到把火扑灭为止（见图 4-29）。

（4）水系灭火器　水系灭火器的灭火剂由水、渗透液、阻燃剂以及其他添加剂组成，一般是以液滴或以液滴和泡沫混合的形式灭火的液体灭火剂。水系灭火剂分为抗醇性水系灭火剂、非抗醇性水系灭火剂两种。抗醇性水系灭火剂是适用于扑灭 A 类火灾和 B 类火灾（水溶性和非水溶性液体燃料）的水系灭火剂，抗醇性水系灭火剂是适用于扑灭 A 类火灾或 A 类、B 类火灾（水溶性和非水溶性液体燃料）的水系灭火剂。

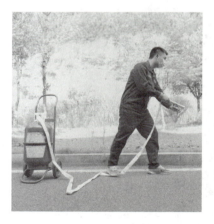

图 4-29　用干粉笼罩住燃烧区

（5）其他灭火器　其他灭火器的灭火剂分为气溶胶灭火剂、热气溶胶灭火剂两种。气溶胶灭火剂是通过燃烧或其他方式产生具有灭火效能气溶胶的灭火剂；热气溶胶灭火剂是通过燃烧产生具有灭火效能气溶胶的灭火剂。

3. 灭火器的灭火步骤

如果发现火灾初期，在灭火前拉响警报，拨打"119"，然后想一下：火灾是否在可控制范围？自己是否有足够的信心和技巧灭火？如果回答是，请按照下面的步骤进行灭火。

1）确定火势在小范围内（如废物篮）而没有蔓延到附近地方。
2）确定身后是安全的而且有清楚的出口，火不会蔓延封锁自己的退路。
3）确定自己运用了合适类型及型号的灭火器。
4）灭火器的使用准备（包括拉开弦轴，不要闩上或者挤压底部和杠杆）。
5）将灭火器和喷嘴对准火焰根部。
6）紧握手柄，释放灭火物质。
7）用灭火器对准火焰根部由近及远并左右晃动扫射，直到火焰全部熄灭。
8）注意观察火势是否复燃，如果复燃就重复这些步骤。

在清楚这些基本步骤的同时，也要知道每种类型的灭火器在使用方法上的差异。建议学生参加消防训练，在消防队员的技术指导下学习使用灭火器。

回答下列问题

1. 当表4-1列出的物质引起火灾时，应该选择什么灭火器灭火，请在相应的灭火器下打"√"。

表4-1 灭火器类型与选择

	泡沫灭火器	水系灭火器	干粉灭火器	气体灭火器
酒精失火				
电动机短路失火				
零件清洗池失火				
油棉纱失火				
发动机排气失火				
汽车大梁焊接失火				
零件包装箱失火				
电器实验台失火				

2. 案例分析。

【案例】 某日，焊工李某对一辆二级维护车实施焊接右前挡板作业，而当时维护车辆右前方摆放着装有清洗零件剩余的油底壳，焊接过程中火花飞入油底壳产生燃烧，同时李某在慌乱中把油底壳倒扣，使火苗溅到自己的脚上，造成脚部轻度烧伤。

请问现场人员应如何实施灭火？

（1）确定是什么物质燃烧：

（2）灭火考虑的因素是什么？

（3）该怎样进行灭火？

 完成下列任务

1. 请学生观察实训车间或模拟车间的灭火器，说明以下问题：
灭火器的放置位置＿＿＿＿＿＿＿＿＿＿＿＿＿＿＿＿＿＿＿＿＿＿
灭火器的类型＿＿＿＿＿＿＿＿＿＿＿＿＿＿＿＿＿＿＿＿＿＿＿＿
灭火器灭火的原理＿＿＿＿＿＿＿＿＿＿＿＿＿＿＿＿＿＿＿＿＿＿
灭火器的安全使用期限＿＿＿＿＿＿＿＿＿＿＿＿＿＿＿＿＿＿＿＿
2. 查找灭火器使用说明或灭火器上标注的操作步骤进行灭火技能练习。

任务4.5　执行触电急救程序

 任务学习目的

能正确地执行触电急救程序。
（1）知道触电急救的基本原则。
（2）正确执行触电急救的步骤。

 学习信息

当通过人体的电流很小时，仅产生麻感，对人体影响不大；当通过人体的电流增大，但小于摆脱电流时，虽可能受到强烈打击，但尚能自己摆脱电源，伤害可能不严重；当通过人体的电流进一步增大，至接近或达到致命电流，触电人会出现神经麻痹、呼吸中断、心脏停止跳动等征象，外表上呈现昏迷不醒的状态。这时，不应该认为是生物性死亡，而应该看作是诊断性死亡并且应迅速而持久地进行抢救。有触电者经4小时或更长时间的人工急救而得救的实例。有资料指出：从触电1分钟开始救治者，90%有良好效果；从触电6分钟开始救治者，10%有良好效果；从触电12分钟开始救治者，救活的可能性很小。由此可知，动作迅速是非常重要的。

一、触电急救的基本原则

由于人触电以后，可能由于痉挛、失去知觉或中枢神经失调而紧抓带电体，不能自行脱离电源。这时，使触电者尽快脱离电源是救触电者的首要因素。因此，触电急救的基本原则是动作迅速、方法正确。

二、触电急救的步骤

1. 脱离电源

（1）帮助触电者脱离电源的方法

1）断开开关。如果触电地点附近有电源开关或电源插销，可立即拉开开关或拔出插销，以断开电源。应注意拉线开关和平开关一般只控制一根线，如错误地安装在工作零线上，则断开只能切断负荷而不能切断电源。

2）使用绝缘物隔断电线。如果触电地点附近没有电源开关或电源插销，可用有绝缘柄的电工钳或拥有干燥木柄的斧头等切断电线，或用干木板等绝缘物插入触电者身下，以隔断电流。

3）使用绝缘物移开电线。当电线搭落在触电者身上或被压在身下时，可用干燥的衣服、手套、绳索、木板、木棒等绝缘物作为工具，拉开触电者或解开电线，使触电者脱离电源。

如果触电者的衣服是干燥的，又没有紧缠在身上，可以用一只手抓住他的衣服拉离电源。但因触电者的身体是带电的，器械的绝缘也可能遭到破坏，救护人不得直接接触触电者的皮肤，也不能抓他的鞋。

4）采用抛掷临时接地线使电路短路并接地，切断电源。如果事故发生在线路上，可以采用抛掷临时接地线使电路短路并接地，迫使速断保护装置工作，切断电源。注意抛掷临时接地线之前，其接地端必须可靠接地；一旦抛出，立即撒手；抛出的一端不可触及触电人。

5）设法通知紧急停电。

选用上述方法时，务必注意高压与低压的差别。例如，拉开高压开关必须佩戴绝缘手套等安全用具，并按照规定的顺序操作。

（2）注意事项　各种方法的选用，应以快为原则，并应注意以下几点：

1）救护人必须使用适当的绝缘工具。救护人不可直接用物或其他金属（或潮湿的物件）等导电性物件作为救护工具，而必须使用适当的绝缘工具；救护人最好用一只手操作，以防自己触电；对于高压电路，应注意保持必要的安全距离。

2）防止触电者脱离电源摔伤。

3）当事故发生在夜间，应迅速解决临时照明问题，以利于抢救。

4）实施紧急停电应考虑到事故扩大的可能性。

2. 现场急救方法

当触电者脱离电源后，应根据触电者的具体情况，迅速地对症救治。对于需要救护者，应按下列情况分别处理：

（1）触电轻伤者处理　如果触电者伤势不重、神志清醒，但有些心慌、四肢发麻，全身无力，或触电者曾一度昏迷，但已清醒过来，应使触电者安静休息，不要走动；等待医生前来治疗或送往医院。

（2）触电重伤者处理　如果触电者已经失去知觉，但心脏跳动和呼吸尚未中断，应使触电者安静地平卧；保持空气流通；解开其紧身衣服以利呼吸；若天气寒冷，应该注意保温；并严密观察，速请医生治疗或送往医院。如果发现触电者呼吸困难、微弱或发生痉挛，应准备好在其心跳或呼吸停止后立即作进一步抢救。

（3）触电伤势严重者处理　如果触电者呼吸或心脏跳动停止，或两者都已停止，应立即施行人工呼吸和胸外按压急救，并速请医生治疗或送往医院。

应当注意，急救应尽快开始，不能等到医生来才开始实施；在送往医院的途中，不能终止急救。现场应用的主要方法是人工呼吸法和胸外心脏按压法。这两种方法必须是经过正规培训的合格者才能实施。

人工呼吸法是在触电者呼吸停止后应用的急救方法，各种人工呼吸法中，口对口（鼻）人工呼吸法每次换气量约 1000～1500mL；仰卧压胸法约 800mL；仰卧压背法仅约 400mL，换气量比较大，所以，以口对口（鼻）人工呼吸法效果最好。

1）口对口（鼻）人工呼吸法操作步骤。

① 迅速解开触电者身上妨碍呼吸的衣服，取出口腔妨碍呼吸的杂物以利呼吸道畅通。

② 使触电者仰卧，其头部充分后仰，鼻孔朝上，以利其呼吸道畅通，同时把口张开，如图 4-30 所示。

③ 使触电者鼻孔（或嘴唇）紧闭，救护人深吸一口气后自触电者的口（或鼻孔），向内吹气，时间约 2s，如图 4-31 所示。

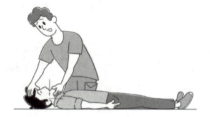

图 4-30　保持呼吸道畅通

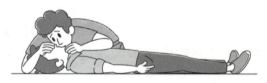

图 4-31　人工呼吸

④ 吹气完毕立即松开触电者的鼻孔（或嘴唇），同时松开触电者的口（或鼻孔），让他自行呼吸，时间约 3s。

一般情况应采用口对口人工呼吸，如果无法使触电者把口张开，可改用口对鼻人工呼吸法。

2）胸外心脏按压法操作步骤。胸外心脏按压法是触电者心脏跳动停止后的急救方法。其操作方法如下：

① 救护人位于触电者一侧，两手交叉相叠，手掌根部放置在正确的压点上，即置于胸骨下 1/3～1/2 处，如图 4-32 所示。

② 用力向下，即向脊背方向按压，压出心脏里的血液，对成人应压陷 3～5cm，每分钟按压 60～70 次，如图 4-33 所示。

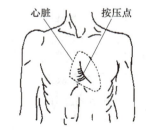

图 4-32　胸外心脏按压点

③ 按压后迅速放松其胸部，让触电者胸部自动复原，心脏充满血液；放松时手掌不必离开触电者的胸部，如图 4-34 所示。

应当指出：人工呼吸法与胸外心脏按压法应交替使用，也就是急救技术中最常用的"心肺复苏法"。如果现场 1 人实施抢救，两方法应该交替进行，每吹气 2～3 次，再按压 10～15 次，而且频率适当提高一些，以保证抢救效果。

常规心肺复苏术概述

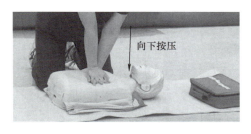
图 4-33 胸外心脏按压

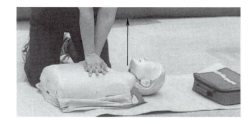
图 4-34 胸外心脏按压后放松

施行人工呼吸和胸外心脏按压抢救应坚持不断，切不可轻率中止，运送医院途中也不能中止抢救。在抢救过程中，如发现触电者皮肤由紫变红、瞳孔由大变小，则说明抢救收到了效果；如果发现触电者嘴唇稍有开合，或眼皮活动，或喉头间有咽东西的动作，则应注意触电者的呼吸和心脏跳动是否已经恢复。触电者自己能呼吸时，即可停止人工呼吸。如果人工呼吸停止后，触电者仍不能自己维持呼吸时，还应立即再做人工呼吸。

回答下列问题

1. 请对下面的问题进行正确的判断，对的请打"√"，不对的请打"×"。

（1）对带电设备应使用泡沫灭火器，不得使用干粉灭火器。（　　）

（2）如果电流通过触电者入地，并且触电者紧握电线，用有绝缘柄的钳子将电线剪断时，必须快速地一下子将电线剪断。（　　）

（3）胸外按压有效的标志是按压过程中感觉到伤员的呼吸。（　　）

（4）触电伤员如咬紧牙关，可对鼻进行人工呼吸。对鼻人工吹气时，要将伤员嘴唇张开，便于通气。（　　）

（5）触电急救时，一旦触电者没有呼吸和脉搏时，即可放弃抢救。（　　）

（6）触电者触及断落在地上的带电高压线，救护人员在没有实施安全措施前，不得接近距断线接地点5m以内的范围。（　　）

2. 请在下面选项中选出正确的答案。

（1）紧急救护中，胸外心脏按压规定，胸外心脏按压速度均匀，以每分钟（　　）次左右按压，每次按压和放松时间相等。

　A. 50　　　　B. 60　　　　C. 80　　　　D. 90

（2）触电伤员意识丧失，应在（　　）时间内，用看、听、试的方法，判定伤员呼吸心跳情况。

　A. 5s　　　　B. 8s　　　　C. 10s　　　　D. 12s

（3）触电伤员神志不清，应就地仰面躺平，且保持气道通畅，并用（　　）时间，呼叫伤员或轻拍其肩部，以判断伤员是否丧失意志。

　A. 3s　　　　B. 4s　　　　C. 5s　　　　D. 6s

（4）触电急救必须争分夺秒，立即就地迅速采用（　　）进行急救。

　A. 人工呼吸法　　B. 心肺复苏法　　C. 胸外按压法　　D. 医疗器械

3. 触电伤员好转后应如何处理？

 完成下列任务

请学生在专业人员的帮助下正确地进行人工呼吸和胸外按压急救法操作。

任务4.6 执行中毒窒息事故救护程序

 任务学习目的

能正确地执行中毒窒息事故救护程序。
1）正确地区别中毒窒息的原因。
2）正确地执行中毒窒息事故救护程序。

 学习信息

任务3.5 实施事故预防措施中介绍了预防中毒窒息事故的具体措施，但是如果在工作场所一旦发生中毒窒息事故，则应该按照下述方法进行抢救：

（1）进入危险区域前戴上防毒面具等防护用品　抢救人员在进入危险区域前必须戴上防毒面具、自救器等防护用品，必要时也应给中毒者戴上，迅速把中毒者移到有新鲜空气的地方，静卧保暖。

（2）对中毒者进行暂时施救

1）一氧化碳中毒。中毒者还没有停止呼吸或呼吸虽已停止但心脏还在跳动，在清除中毒者口腔、鼻腔内的杂物使呼吸道保持畅通以后，立即进行人工呼吸。

若心脏跳动也停止了，应迅速进行心脏胸外按压，同时进行人工呼吸。

2）硫化氢中毒。在进行人工呼吸以前，要用浸透食盐溶液的棉花或手帕盖住中毒者的口鼻。

如何应对化学有毒物质

3）瓦斯或二氧化碳窒息。情况不太严重的，只要把窒息者移动到空气新鲜的场所稍作休息，就会苏醒。假如窒息时间长，就要进行人工呼吸抢救。

（3）通知医院进行急救　在救护中，急救人员一定要沉着，动作要迅速。在进行急救的同时，应通知医生在现场进行诊治。

 完成下列任务

请学生在专业人员的帮助下正确地模拟中毒窒息事故救护程序。

任务4.7 执行事故报告程序

任务学习目的

能正确地执行事故报告程序。
1) 认识事故报告的目的和报告程序。
2) 按规定正确填写事故报告。

学习信息

下面介绍的事故调查程序适用于企业内部范围的事故（事件）报告、调查和处理流程。

一、事故报告的重要性

1) 事故报告是职业健康安全管理体系程序文件中一个合法要求。应上报的事故包括：死亡，住院、手术申请，严重的眼部、头部的受伤，绞发使头皮损伤或者电击。

2) 事故报告能够避免类似事故的再次发生。例如，小事故的报告调查能阻止同样或类似环境中大事故的发生。

3) 事故报告能够确认平时没有注意到的不安全的趋势或形式。例如，当工作单位里发生了一系列眼部受伤事故，预示着该工作单位应该在发生事故的地方安放安全指令标示，提醒员工保护眼睛。

因此，事故报告是确认和控制潜在安全隐患的重要工具。事故报告的目的不是找问题来推卸责任，而是确认事故的发生原因，以此在这方面来控制和避免事故的再次发生。

二、对事故立即回应

如果就在事故现场或者在事故发生后迅速到达现场，所要做的第一件事情就是评估自己和其他人的危险情况。即使有人已经在之前受伤，也要保证其他人及自己没有受伤。当自己受伤的时候，如果还有能力应该尽力采取措施（如熄灭发动机、切断电源）使这个地方安全。

如果当事人受过急救训练，应该运用有限的训练及经验实行急救，而且确定该地方的安全或使其安全。如果当事人没有受过急救训练，就应该联系其他人或者拨打"120"急救电话，联系救护车。

下一步就是向管理者报告事故。事故报告的程序如下：

1) 事故报告内容包括事故发生的时间、地点、单位、简要经过、伤亡人数和采取的应急措施等。

2) 发生事故后，当事人或发现人应当立即报告企业负责人。

① 事故发生后，应立即报告班组长或安全员，逐级上报到企业负责人。

② 单位负责人接到报告后，应当于1小时内向事故发生地县级以上人民政府安全生产

监督管理部门和负有安全生产监督管理职责的有关部门报告。

③ 情况紧急时，事故现场有关人员可以直接向事故发生地县级以上人民政府安全生产监督管理部门和负有安全生产监督管理职责的有关部门报告。

3）重大、特大事故发生后，在报告的同时，应按《应急准备和响应程序》要求，开展救援工作，防止事故扩大。

4）当单位员工确认患有职业病后，保健站负责填写职业病报告，安全处备案，并按有关规定上报当地行政主管部门。

三、填写事故报告

按照中华人民共和国国务院令第493号《生产安全事故报告和调查处理条例》，事故报告应当包括下列内容：

（1）事故发生单位概况　包括单位全称、所处地理位置、所有制形式和隶属关系、生产经营范围和规模等。

（2）事故发生的时间、地点以及事故现场情况　事故发生的时间应当具体、地点应当准确、事故现场的情况应当全面。

（3）事故的简要经过　事故目击者对事故全过程简要叙述。说明事故是怎样发生的，是否有危险条件导致事故，事故发生时，伤者在做什么。

（4）事故已经造成或者可能造成的伤亡人数（包括下落不明的人数）和初步估计的直接经济损失　统计结果力求准确，如伤者的名字及联系资料、伤者受伤部位、接受过什么急救等。

（5）已经采取的措施　是指事故现场有关人员、事故单位负责人、已经接到事故报告的安全管理部门为减少损失、防止事故扩大和便于事故调查所采取的应急救援和现场保护等具体措施，如做过的确保事故不再发生的行动以及行动者是谁。

（6）其他应当报告的情况　事故报告后出现新情况应当及时补报。自事故发生之日起30天，事故造成的伤亡人数发生变化的应当及时补报；道路交通事故、火灾事故自发生之日起7日内，事故造成的伤亡人数发生变化的应当及时补报。

当事故报告完后，让伤者或者负责人签名。事故报告填写完毕后，根据事故的性质被送到各级相应的安全组织机构。

四、事故调查

按照中华人民共和国国务院第493号令《生产安全事故报告和调查处理条例》进行调查。

爆炸事故调查

1）未造成人员伤亡的一般事故，县级人民政府也可以委托事故发生单位组织事故调查组进行调查。

2）重大事故、较大事故、一般事故分别由事故发生地省级人民政府、设区的市级人民政府、县级人民政府负责调查。省级人民政府、设区的市级人民政府、县级人民政府可以直接组织事故调查组进行调查，也可以授权或者委托有关部门组织事故调查组进行调查。

3）特别重大事故调查由国务院或者国务院授权有关部门组织事故调查组进行调查。并在 60 日内写出《事故调查报告》（见表 4-2），受伤职工填写《工伤职工事故伤害报告表》（见表 4-3）。

五、事故处理

在事故调查以后，如果一个或一系列的危险已被确认，下一步应该处理这些危险，只指示怎样处理这些危险是不够的；将处理危险的责任分配给特定的人，设定处理危险的最后期限，定期检查处理危险的程序也是必需的。其具体做法如下：

1）事故调查组提出的事故处理意见和防范措施建议，先由事故单位负责处理，并把处理意见上报安全处或其他主管部门。

2）对于重伤、死亡或非死亡的重大、特大事故，管理者代表应组织、主持召开事故现场会，与会人员应包括事故单位相关人及生产、技术、安全、设备、工会等有关负责人。

3）安全处在处理事故时，应按照"三不放过"（找不出事故原因不放过，事故责任人和广大职工受不到教育不放过，没有制定出防范措施不放过）的原则进行，防止类似事故发生。制定的纠正与预防措施要通过风险评估，需经过审查后实施。

表 4-2　事故调查报告

部门：　　　　　　　　　　　　　　　　　　　　　　　　　　填报时间：　　年　　月　　日

事故简题		事故发生时间	年　月　日	事故类别	
伤（亡）者姓名		性别	年龄	岗位工种	技术等级
原健康情况		安全教育程度		伤害程度	伤害部位
安全事故经过	事故报告人：　　　　　　　　　年　月　日					
事故主要原因	事故部门责任人签字：　　　　　　　年　月　日					
事故责任及处理意见	事故部门责任人签字： 　　　　　　　　年　月　日			事故调查结论	调查组代表签字： 　　　　　　　年　月　日	
安委会处理意见	年　月　日					

表 4-3　工伤职工事故伤害报告表

单位名称		法定代表人或主要负责人姓名	
单位性质		是否参加工伤保险	
单位地址		邮政编码	
受伤害职工姓名		参加工作时间	
工种		用工形式	
事故发生时间		事故发生地点	
伤害部位		伤害程度	
事故发生经过及结果	负责人签名： 年　月　日		
治疗情况	门诊治疗医院		首次治疗医院	
	住院治疗医院	治疗科室	住院床号	入院时间
单位处理意见	单位（盖章） 年　月　日		
备注			

注：1. 此表自事故发生之日起 3 日内报区劳动保障局社会保险科。
　　2. 发生死亡事故或一次负伤 3 人以上（包括 3 人）的伤害事故，必须在 24 小时内向区劳动保障局社会保险科报告。

小　资　料

【事故调查案例 1】　铸造混砂机造成死亡事故

1. 事故经过

某工厂铸造车间配砂组老工人张某，经常早上提前上班检修混砂机内舱，以保证设备在上班时间正常运行。×年×月×日 07：20，张某来到车间打开混砂机舱门，没有在混砂机的电源开关处挂上"有人工作禁止合闸"的警告牌便进入机内检修。他怕舱门开大了影响他人行走，便将舱门开到仅留有 150mm 缝隙。07：50 左右，同组配砂工人李某上班后，没有预先检查一下机内是否有人工作，便随意将舱门推上，顺手开动混砂机试车，当听到机内有人喊叫时，大惊失色，立即停机，但滚轮在惯性作用下继续转动，混砂机停稳后，李某与刚上班的其他职工将张某救出，张某头部流血不止，在做了止血包扎之后，随后立即将张某送往医院救治，但由于头部受伤严重，经抢救无效于 8：40 死亡。

2. 事故原因

1）张某进入混砂机检修，未挂"有人工作禁止合闸"警告牌，是事故的主要原因。

2）配砂工人李某试车前，没有预先检查机内是否有人就推上舱门，致使混砂机的舱门连锁开关安全装置失效，随后又起动混砂机，是发生这次事故的直接原因。

3）车间领导对配砂工人的安全教育不够，执行挂警告牌并有人监护、不准一人独自作业的制度不严格，职业安全意识淡薄，操作程序失控，存在随意性。

3. 事故责任划分和处理

1）张某在检修混砂机内舱前，未挂"有人工作禁止合闸"警告牌，也没有找人监护，就独自进入机舱，严重违反了《检修混砂机安全技术操作规程》第3条"检修混砂机内舱时，必须关闭电源，打开舱门，在电源开关处悬挂'有人工作禁止合闸'警告牌，并有专人负主要责任。不准一人独自操作"的规定，属于严重违章操作，应对事故负主要责任。鉴于张某已经死亡，对其免于处罚。

2）配砂工人李某安全意识淡薄，上班进入工作岗位后，看到混砂机舱门未关严，理应想到舱内有人，进行检查，他非但未进行预先检查，反而顺手将舱门推上，导致舱门连锁安全装置失效，随后又起动混砂机，造成事故发生，是事故的直接责任者，根据当地《安全生产事故责任处罚条例》、工厂《安全生产管理考核规定》，将李某开除厂籍查看一年，罚款300元，停发工资，每月发给生活费500元处罚。

3）车间主任刘某对车间安全管理不严，职工有章不循。虽然刘某工作责任心较强，但安全意识淡薄，导致违章作业，其应负主要领导责任。给予行政警告处分，罚款300元，扣发3个月奖金。

4）混砂组长郭某对组员安全教育不够深入，班组安全管理不到位，应负管理责任，对其扣发当月奖金。

5）车间安全技术员叶某，负责车间安全生产监督管理，这次事故反映出其安全监督管理有所失职，也负有一定管理责任，扣发当月奖金。

4. 事故整改措施

1）召开全厂中层以上干部事故现场会，举一反三吸取教训，开展全厂性的"杜绝三违"活动，纠正侥幸心理，杜绝违章行为，增强职工的安全意识和自我保护能力。

2）建立"加班、值班人员安全教育程序"。以人为本，控制和管理好加班、值班人员在非常规作业中的人身安全。

3）充实《检查混砂机安全技术操纵规程》内容，在进入混砂机内工作时，除了切断电源，挂上"有人工作禁止合闸"警告牌外，必须请电工取下熔丝，由进入机内的检修人员随身保管，并派人在机外监护，防止事故发生。

4）车间技术股组织对所有混砂机的门机连锁安全控制装置进行检查，保证其灵敏可靠。

5）对混砂机舱门进行改造，加装限制关门机构，由进入机舱维修者控制，否则不能将机舱门关闭，保证连锁开关的有效性。

【事故调查案例2】 变速器砸伤脚致残

1. 事故经过

某个体修理厂一名机修工，某日在起吊变速器时因铁链支承位置不当，在起吊一分钟后，变速器迅速滑落砸在自己的脚上，致使左脚无法站立。

2. 工伤鉴定结果

事故发生后，当事人被送到附近的市人民医院进行治疗。经医院诊断后确认为：左脚腕、胫骨折；经治疗后，仍存在功能性障碍。

3. 上级劳动主管部门审查意见

根据本人调换工种申请，根据医院劳动鉴定委员会鉴定意见，做出审查结论：同意更换工种，由该修理厂做适当的工种调整。

 ## 回答下列问题

1. 请阅读小资料【事故调查案例 1】后，填写完成《铸造混砂机死亡事故》的事故调查报告（表格见前表 4-2）。

2. 请阅读小资料【事故调查案例 2】后，填写完成《变速器砸伤脚致残》工伤职工事故伤害报告表（表格见前表 4-3）。

 ## 执行应急救援程序与工作页

模拟情境：机械加工二车间 1 号厂房突然电路短路，导致 1 人触电倒地，电线燃烧火花导致地面放置的 2 个油桶存储的汽油燃烧起来。

根据教师提供的模拟事故和模拟现场，请你作为员工按照下面的引导执行报警程序、紧急疏散程序、火灾消防程序、触电急救程序和事故报告程序。

1. 执行报警程序。

1）拨打电话号码：_____

2）企业名字：_____

3）准确地址：_____

4）火灾原因：_____

5）受伤人员情况：_____

6）将涉及的危险：_____

7）报警人姓名和电话：_____

2. 执行紧急疏散程序。

请你绘制模拟现场的安全疏散通道、消防器放置位置、急救包放置位置、安全标识位置、废品回收装置位置。

3. 执行火灾消防程序。
(1) 请你观察模拟车间的灭火器，说明以下问题。
灭火器的类型：_____
灭火器灭火的原理：_____
灭火器的安全使用期限：_____
(2) 查找灭火器使用说明或灭火器上标注的操作步骤，写出具体步骤：
_____
_____
(3) 按照灭火器操作步骤进行模拟练习。
学生在教师的帮助下，找出所有错误，进行修改。合格后进入下一个环节学习。

教师签字：   签字日期：

4. 执行触电急救程序。
请你在专业人员的帮助下正确地进行人工呼吸和胸外挤压急救法操作。

学生在教师的帮助下，找出所有错误，进行修改。合格后进入下一个环节学习。

教师签字：   签字日期：

5. 执行事故报告程序。
(1) 事故发生后向谁汇报：_____
(2) 事故发生的时间：_____ 事故发生的位置：_____
(3) 事故简要经过：
事故发生时伤者在做什么：_____
是否有危险条件导致了事故：_____
事故是否有目击者：_____
(4) 事故已经造成或者可能造成的伤亡人数：_____
伤者的名字及联系资料：_____
伤者所受伤部位：_____
接受过什么样的急救：_____
(5) 已采取确保事故不再发生的措施：_____
安全行动者是谁：_____

项目4学习检查单

检查内容	肯定回答
1. 职业目标	
认识事故应急预案的级别	
认识事故应急预案的程序	
知道应急程序的培训内容	
认识报警程序目的	
认识重大事故类型	
知道报警通告范围	
执行企业内紧急报警步骤	
知道实施紧急情况疏散程序的关键因素	
正确执行火警疏散程序的典型步骤	
了解触电急救原则	
正确执行触电急救的步骤	
正确地区别中毒窒息的原因	
正确地执行中毒窒息事故救护程序	
认识事故报告的目的和报告程序	
按规定正确填写事故报告	
2. 素养目标	
树立企业责任意识，培养担当精神	
强化应急救援程序教育，提升责任感	
3. 关键能力	
你是否根据已有程序和预定标准，收集、分析和组织完成资料	
你是否依据标准能正确、精确、有效地交流信息	
你是否按计划有组织地活动以完成目标	
你是否能充分使用学习资源完成学习目标	

完成情况

　　所有上述表格必须是肯定回答。如果不是，应咨询教师是否需要增加学习活动，以达到要求的能力。

教师签字 ＿＿＿＿＿＿＿＿＿＿＿＿＿＿＿＿＿＿＿＿

学生签字 ＿＿＿＿＿＿＿＿＿＿＿＿＿＿＿＿＿＿＿＿

完成日期和时间 ＿＿＿＿＿＿＿＿＿＿＿＿＿＿＿＿＿＿＿＿

项目 5

工伤事故赔偿

 项目学习目标

通过本项目的学习，帮助学习者具备申请工伤认定、工伤保险待遇的能力。其具体表现为：

1. 职业目标

1）认识工伤认定相关政策和申报程序。
2）知道劳动能力鉴定评定标准。
3）认识工伤保险待遇的标准和程序。
4）正确地填写工伤保险待遇常用文书。

2. 素养目标

1）树立企业员工的诚信意识，诚实劳动、信守承诺、诚恳待人。
2）遵循工伤保险条例，强化法律责任。

 素养导学

打架受伤谎报工伤将受罚——曝 10 起工伤保险骗保案

2021 年 1 月 18 日讯，"上班途中自己摔伤谎报接送货物摔伤，打架受伤企业和员工谎报工作受伤……"等。某市人力资源和社会保障局查处工伤事故申报造假案件 10 起，避免基金损失约 300 万元；查处冒领待遇案件 2 起，追回基金损失 2.18 万元。

工伤保险是广大劳动者工伤后医疗救治、生活保障、经济补偿和康复治疗等权益的有力保障。为加大对社会保险欺诈行为的打击力度，《全国人民代表大会常务委员会关于〈中华人民共和国刑法〉第 266 条的解释》明确了以欺诈、伪造证明材料或者其他手段骗取养老、医疗、工伤、失业、生育等社会保险金或者其他社会保障待遇的，属于刑法第 266 条规定的诈骗公私财物的行为。

人的生命是无价的，每个企业应该信守承诺，诚恳善待员工的诚实劳动，才能获得国家工伤保险条例的保护。

任务5.1　工伤认定申请

任务学习目的

能完成工伤认定申请程序。
1）知道工伤认定的情形。
2）知道工伤认定流程。
3）正确地填写工伤认定申请表。

工伤认定申请微课

学习信息

工伤保险申请

　　为了保障因工作遭受事故伤害或者患职业病的员工获得医疗救治和经济补偿，促进工伤预防和职业康复，我国自2011年1月1日起施行中华人民共和国国务院令第586号《国务院关于修改〈工伤保险条例〉的决定》，按照工伤认定流程（见图5-1）申请工伤认定。

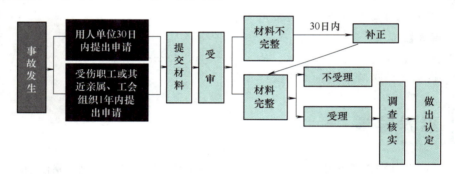

图5-1　工伤认定流程图

一、工伤认定情形

1. 工伤认定情形

职工有下列情形之一的，应当认定为工伤：
1）在工作时间和工作场所内，因工作原因受到事故伤害的。
2）工作时间前后在工作场所内，从事与工作有关的预备性或者收尾性工作受到事故伤害的。
3）在工作时间和工作场所内，因履行工作职责受到暴力等意外伤害的。
4）患职业病的。
5）因工外出期间，由于工作原因受到伤害或者发生事故下落不明的。
6）在上下班途中，受到非本人主要责任的交通事故或者城市轨道交通、客运轮渡、火车事故伤害的。
7）法律、行政法规规定应当认定为工伤的其他情形。

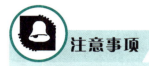
注意事项

1. 工作时间：是指法律规定或者用人单位要求职工工作的时间。
2. 预备性工作：是指在工作前的一段合理时间内，从事与工作有关的准备工作，如运输、备料、准备工作等。
3. 收尾性工作：是指在工作后的一段合理时间内，从事与工作有关的收尾工作，如清理、安全储存、收拾工具和衣物等。
4. "因履行工作职责受到暴力等意外伤害"有两层含义：一是指职工因履行工作职责，使某些人的不合理的或违法的目的没有达到，这些人为了报复而对职工进行暴力人身伤害。二是指在工作时间和工作场所内，职工因履行工作职责受到的意外伤害，如地震、厂区失火、车间房屋倒塌，以及由于单位其他设施不安全而造成的伤害等。

2. 视同工伤情形

职工有下列情形之一的，视同工伤：

1）在工作时间和工作岗位，突发疾病死亡或者在48小时之内经抢救无效死亡的。
2）在抢险救灾等维护国家利益、公共利益活动中受到伤害的。
3）职工原在军队服役，因战、因公负伤致残，已取得革命伤残军人证，到用人单位后旧伤复发的。

职工有第1）、第2）项情形的，按照《工伤保险条例》的有关规定享受工伤保险待遇；职工有第3）项情形的，按照《工伤保险条例》的有关规定享受除一次性伤残补助金以外的工伤保险待遇。

3. 不得认定为工伤或者视同工伤的情形

职工有下列情形之一的，不得认定为工伤或者视同工伤：

1）故意犯罪的。
2）醉酒或者吸毒的。
3）自残或者自杀的。

二、工伤认定申请期限

职工发生事故伤害或者按照职业病防治规定被诊断、鉴定为职业病，所在单位应当自事故伤害发生之日或者被诊断、鉴定为职业病之日起30日内，向统筹地区社会保险行政部门提出工伤认定申请。遇有特殊情况，经报社会保险行政部门同意，申请时限可以适当延长。

用人单位未按前款规定提出工伤认定申请的，工伤员工或者其近亲属、工会组织在事故伤害发生之日或者被诊断、鉴定为职业病之日起1年内，可以直接向用人单位所在地统筹地区社会保险行政部门提出工伤认定申请。

三、工伤认定申请材料

提出工伤认定申请应当提交下列材料：
1）工伤认定申请表。

2）与用人单位存在劳动关系（包括事实劳动关系）的证明材料。
3）医疗诊断证明或者职业病诊断证明书（或者职业病诊断鉴定书）。

工伤认定申请表应当包括事故发生的时间、地点、原因以及职工伤害程度等基本情况。

工伤认定申请人提供材料不完整的，社会保险行政部门应当一次性书面告知工伤认定申请人需要补正的全部材料。申请人按照书面告知要求补正材料后，社会保险行政部门应当受理。

四、工伤认定申请受理

工伤认定的受理部门是用人单位所在地社会保险行政部门。

社会保险行政部门受理工伤认定申请后，根据审核需要可以对事故伤害进行调查核实，用人单位、职工、工会组织、医疗机构以及有关部门应当予以协助。职业病诊断和诊断争议的鉴定，依照职业病防治法的有关规定执行。对依法取得职业病诊断证明书或者职业病诊断鉴定书的，社会保险行政部门不再进行调查核实。

职工或者其近亲属认为是工伤，用人单位不认为是工伤的，由用人单位承担举证责任。

社会保险行政部门应当自受理工伤认定之日起60日内做出工伤认定的决定，并书面通知申请工伤认定的职工或者其近亲属和该职工所在单位。

社会保险行政部门工作人员与工伤认定申请人有利害关系的，应当回避。

五、工伤认定常用文书

工伤认定过程中，由用人单位、受伤职工或其直系亲属、工会填写"工伤认定申请表"（见表5-1）。由社会保险行政部门根据提交材料的完整性，给予受理或不受理的决定，并分别填写"工伤认定申请受理决定书"（见表5-2），"工伤认定申请不予受理决定书"（见表5-3）；社会保险行政部门应当自受理工伤认定之日起60日内，根据认定决定，给出"认定工伤决定书"（见表5-4），"不予认定工伤决定书"（见表5-5）等文件。

表5-1　工伤认定申请表

企业工伤申请表

申请人：
受伤害职工：
是否参加工伤保险：
社会保险登记证编号：
申请人与受伤害职工关系：
申请人地址：
邮政编码：
联系人：
联系电话：
法律文书送达地址：
填表日期：　　　年　　月　　日

劳动和社会保障部　制

（续）

伤（亡）者姓名		性别		出生年月日	
身份证号码		个人参保电脑号			
工作单位		单位参保编号			
联系电话		单位经办人			
职业、工种或工作岗位		入单位时间		发生事故地点	
发生事故时间		首次诊断时间		伤害部位或疾病名称	
接触职业病危害时间		接触职业病危害岗位		职业病名称	
事故类别		单位地址			
受伤害经过简述（可附页）					
单位注册安全主任签名			年	月	日
受伤害职工或亲属意见		签字（压指模）：	年	月	日
用人单位意见		法定代表人签字： （印章）	年	月	日
社会保险行政部门经办人审查资料情况和受理意见		签字： （印章）	年	月	日
领导意见		签字： （印章）	年	月	日
备注					

填表说明：

1）钢笔或签字笔填写，字体工整清楚无涂改。

2）申请人为用人单位或工会组织的，在名称处加盖公章。

3）事业单位职工填写职业类别，企业职工填写工作岗位（或工种）类别。

4）伤害部位一栏填写受伤的具体部位。

5）诊断时间一栏，职业病者，按职业病确诊时间填写；受伤或死亡的，按初诊时间填写。

6）职业病名称按照职业病诊断证明书或者职业病诊断鉴定书填写，接触职业病危害时间按实际接触时间填写。不是职业病的不填。

7）受伤害经过简述，应写清事故时间、地点，当时所从事的工作，受伤害的原因以及伤害部位和程度。

职业病患者应写清在何单位从事何种有害作业，起止时间，确诊结果。

属于下列情况应提供相关的证明材料：

① 因履行工作职责受到暴力伤害的，提交公安机关或人民法院的判决书或其他有效证明。

② 由于机动车事故引起的伤亡事故提出工伤认定的，提交公安交通管理等部门的责任认定书或其他有效证明。

③ 因工外出期间，由于工作原因受到伤害的，提交公安部门证明或其他证明；发生事故下落不明的，认定因工死亡，提交人民法院宣告死亡的结论。

④ 在工作时间和工作岗位，突发疾病死亡或者在48小时之内经抢救无效死亡的，提交医疗机构的抢救和死亡证明。

⑤ 属于抢险救灾等维护国家利益、公众利益活动中受到伤害的，按照法律法规规定，提交有效证明。

⑥ 属于因战、因公负伤致残的转业、复员军人，旧伤复发的，提交"革命伤残军人证"及医疗机构对旧伤复发的诊断证明。

对因特殊情况，无法提供相关证明材料的，应书面说明情况。

8）受伤害职工或亲属意见栏应写明是否同意申请工伤认定，以上所填内容是否真实，否则追求相关人员的法律责任。

9）用人单位意见栏，单位应签署是否同意申请工伤，所填情况是否属实，法定代表人签字并加盖单位公章。

10）社会保险行政部门审查资料和受理意见栏应填写补正材料的情况，是否受理的意见。

表5-2　工伤认定申请受理决定书

编号：

工伤认定申请受理决定书

_____：

你（单位）于___年___月___日提交_____的工伤认定申请收悉。经审查，符合工伤认定受理的条件，现予受理。

（盖章）
年　月　日

注：本决定书一式三份，社会保险行政部门、职工或者其近亲属、用人单位各留存一份。

表5-3　工伤认定申请不予受理决定书

编号：

工伤认定申请不予受理决定书

_____：

你（单位）于___年___月___日提交_____的工伤认定申请收悉。经审查：_____不符合《工伤保险条例》第___条_____规定的受理条件，现决定不予受理。

如对本决定不服，可在接到决定书之日起60日内申请行政复议，或者向人民法院提起行政诉讼。

（盖章）
年　月　日

注：本决定书一式三份，社会保险行政部门、职工或者其近亲属、用人单位各留存一份。

项目5 工伤事故赔偿

表5-4 认定工伤决定书

编号：

认定工伤决定书

申请人：
职工姓名：　　性别：　　年龄：
身份证号码：
用人单位：
职业/工种/工作岗位：
事故时间：　　年　　月　　日
事故地点：
诊断时间：　　年　　月　　日
受伤害部位/职业病名称：
受伤害经过、医疗救治的基本情况和诊断结论：
　　____年____月____日受理_____的工伤认定申请后，根据提交的材料调查核实情况如下：
　　____同志受到的事故伤害（或患职业病），符合《工伤保险条例》第____条第____款第____项之规定，属于工伤认定范围，现予以认定（或视同）为工伤。
　　如对本工伤认定决定不服的，可自接到本决定书之日起60日内向_____申请行政复议，或者向人民法院提起行政诉讼。

（工伤认定专用章）
年　　月　　日

注：本通知一式四份，社会保险行政部门、职工或者其近亲属、用人单位、社会保险经办机构各留存一份。

表5-5 不予认定工伤决定书

编号：

不予认定工伤决定书

申请人：
职工姓名：　　性别：　　年龄：
身份证号码：
用人单位：
职业/工种/工作岗位：
　　____年____月____日受理_____的工伤认定申请后，根据提交的材料调查核实情况如下：

　　_____同志受到的伤害，不符合《工伤保险条例》第十四条、第十五条认定工伤或者视同工伤的情形；或者根据《工伤保险条例》第十六条第____项之规定，属于不得认定或者视同工伤的情形。现决定不予认定或者视同工伤。
　　如对本工伤认定结论不服的，可自接到本决定书之日起60日内向____申请行政复议，或者向人民法院提起行政诉讼。

（工伤认定专用章）
年　　月　　日

注：本通知一式三份，社会保险行政部门、职工或者其近亲属、用人单位各留存一份。

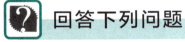

回答下列问题

李某为某服装有限公司聘任的报关员。8月24日，公司派李某去厦门执行公务，下午返回公司途中,在南安水头国道 324 线 235km 处,李某乘坐的小客车与一辆大货车相撞,造成李某死亡。

1. 请问李某死亡属于交通事故死亡,还是工伤事故?其判断的依据是什么?
___
___
___

2. 如果判定为工伤事故,由谁代为申请?工伤申请期限为多少?
___
___

3. 如果提出申请根据案例工伤认定,请按照前表 5-1 格式填写"工伤认定申请表"。

任务 5.2　工伤保险待遇申请

任务学习目的

工伤保险待遇申请微课

完成工伤保险待遇申请程序。
1)知道劳动能力鉴定评定标准。
2)知道工伤保险待遇的标准。
3)正确地填写"劳动能力鉴定(确认)申请表"和"工伤保险待遇申请表"。

学习信息

一、劳动能力鉴定

劳动能力鉴定是指劳动功能障碍程度和生活自理障碍程度的等级鉴定。职工发生工伤,经治疗伤情相对稳定后存在残疾、影响劳动能力的,应当进行劳动能力鉴定。

根据 GB/T 16180—2014《劳动能力鉴定　职工工伤与职业病致残等级》。根据条目划分原则以及工伤致残程度,综合考虑各门类间的平衡,将残情级别分为一至十级。最重为第一级,最轻为第十级。伤残等级划分标准见表 5-6。

表 5-6　伤残等级划分标准

等级	评定标准
一级	器官缺失或功能完全丧失,其他器官不能代偿,存在特殊医疗依赖,或完全或大部分或部分生活自理障碍
二级	器官严重缺损或畸形,有严重功能障碍或并发症,存在特殊医疗依赖,或大部分或部分生活自理障碍
三级	器官严重缺损或畸形,有严重功能障碍或并发症,存在特殊医疗依赖,或部分生活自理障碍
四级	器官严重缺损或畸形,有严重功能障碍或并发症,存在特殊医疗依赖,或部分生活自理障碍或无生活自理障碍
五级	器官大部缺损或明显畸形,有较重功能障碍或并发症,存在一般医疗依赖,无生活自理障碍

（续）

等级	评定标准
六级	器官大部缺损或明显畸形，有中等功能障碍或并发症，存在一般医疗依赖，无生活自理障碍
七级	器官大部缺损或畸形，有轻度功能障碍或并发症，存在一般医疗依赖，无生活自理障碍
八级	器官部分缺损，形态异常，轻度功能障碍，存在一般医疗依赖，无生活自理障碍
九级	器官部分缺损，形态异常，轻度功能障碍，无医疗依赖或者存在一般医疗依赖，无生活自理障碍
十级	器官部分缺损，形态异常，无功能障碍，无医疗依赖或者存在一般医疗依赖，无生活自理障碍

遭到工伤损害后，初次申请劳动能力鉴定是由用人单位、工伤职工本人或者直系亲属向设区的市级劳动能力鉴定委员会提出申请（见表5-7），申请的时间应当是工伤职工的伤情处于相对稳定的状态或者已经痊愈，应提供的材料包括：工伤认定决定书、工伤诊断证明以及医疗记载的有关工伤职工的病情、治疗情况。

表5-7 劳动能力鉴定（确认）申请表

工伤职工信息栏	工伤职工姓名：		一寸近期免冠彩色照片
	认定工伤决定书编号：		
	证件类型（请在□内打√，单项选择） 居民身份证□ 其他□ 身份证件号码□□□□□□□□□□□□□□□□□□		
	联系电话（必填一项）：_____（手机）_____（手机二）		
	联系地址：_____ 邮　编：□□□□□□		
	职工是否参加工伤保险（请在□内打√，单项选择）： □是 □否		
用人单位信息栏	用人单位全称：		
	用人单位联系人		法定代表人	
	联系电话（必填一项）：_____（手机）_____（手机二）		
	联系地址：_____ 邮　编：□□□□□□		
申报事项信息栏	申请类型选择（请在□内打√，单项选择）： □初次鉴定 □复查鉴定 □其他_____ 申请事项选择（请在□内打√，单项选择）： □劳动功能障碍程度 □生活自理障碍程度 □延长停工留薪确认 □配置辅助器具确认，申请配置项目_____ □旧伤复发确认 □其他：_____		
	申请主体（请在□内打√，单项选择）： □1. 用人单位 □2. 工伤职工或者其近亲属 □3. 社会保障经办机构		
	鉴定科目（请在□内打√选择） □1 骨科、烧伤科 □2 神经科、精神科 □3 职业病科 □4 眼科 □5 耳鼻喉科 □6 其他		
	本人承诺： 　　以上内容及所附其他材料均真实有效，如有虚假，愿承担相关法律责任。 申请人签名（盖章）：_____ 　　　　　　　　　年　月　日	本单位承诺： 　　以上内容及所附其他材料均真实有效，如有虚假，愿承担相关法律责任。 申请单位签字（盖章）：_____ 　　　　　　　　　年　月　日	

二、职工因工负伤待遇

职工因工作遭受事故伤害或者患职业病进行治疗，享受工伤医疗待遇。

1. 职工治疗工伤医疗机构

职工治疗工伤应当在签订服务协议的医疗机构就医，情况紧急时可以先到就近的医疗机构急救。

2. 治疗工伤保险诊疗目录和支付

治疗工伤所需要费用符合工伤保险诊疗项目目录、工伤保险药品目录、工伤保险住院服务标准的，从工伤保险基金支付。工伤保险诊疗项目目录、工伤保险药品目录、工伤保险住院服务标准，由国务院人力资源和社会保障行政部门会同国务院卫生行政部门、药品监督管理部门等部门规定。

工伤职工因日常生活或者就业需要，经劳动能力鉴定委员会确认，可以安装义肢、矫形器、义眼、义齿和配置轮椅等辅助器具，所需费用按照国家规定的标准从工伤保险基金支付。

工伤职工到签订服务协议的医疗机构进行康复性治疗的费用，符合上述规定的，从工伤保险基金支付。

注意事项

工伤职工治疗非工伤引起的疾病，不享受工伤医疗待遇，按照基本医疗保险处理。

3. 治疗工伤补助

工伤职工住院治疗工伤的伙食补助费，以及经医疗机构出具证明，报经办机构同意，工伤职工到统筹地区以外就医所需的交通、食宿费用从工伤保险基金支付，基金支付的具体标准由统筹地区人民政府规定。

工伤职工因日常生活或者就业需要，经劳动能力鉴定委员会确认，可以安装假肢、矫形器、假眼、假牙和配置轮椅等辅助器具，所需费用按照国家规定的标准从工伤保险基金支付。

生活不能自理的工伤职工在停工留薪期需要护理的，由所在单位负责。

三、职工因工致残待遇

工伤职工已经评定伤残等级并经劳动能力鉴定委员会确认需要生活护理的，从工伤保险基金按月支付生活护理费。生活护理费按照生活完全不能自理、生活大部分不能自理或者生活部分不能自理 3 个不同等级支付，其标准分别为统筹地区上年度职工月平均工资的 50%、40% 或者 30%。

1. 一级至四级伤残职工待遇

职工因工致残被鉴定为一级至四级伤残的，享受以下待遇：

（1）劳动合同　保留劳动关系，退出工作岗位。

（2）伤残补助金　从工伤保险基金按伤残等级支付一次性伤残补助金，标准为：一级伤残为27个月的本人工资，二级伤残为25个月的本人工资，三级伤残为23个月的本人工资，四级伤残为21个月的本人工资。

（3）伤残津贴　从工伤保险基金按月支付伤残津贴，标准为：一级伤残为本人工资的90%，二级伤残为本人工资的85%，三级伤残为本人工资的80%，四级伤残为本人工资的75%。伤残津贴实际金额低于当地最低工资标准的，由工伤保险基金补足差额；工伤职工达到退休年龄并办理退休手续后，停发伤残津贴，按照国家有关规定享受基本养老保险待遇。基本养老保险待遇低于伤残津贴的，由工伤保险基金补足差额。

（4）基本医疗保险　职工因工致残被鉴定为一级至四级伤残的，由用人单位和职工个人以伤残津贴为基数，缴纳基本医疗保险。

2. 五级至六级伤残职工待遇

职工因工致残被鉴定为五级、六级伤残的，享受以下待遇：

（1）劳动合同　一般不解除劳动合同，由用人单位安排适当工作。经工伤职工本人提出，该职工可以与用人单位解除或者终止劳动关系，由工伤保险基金支付一次性工伤医疗补助金，由用人单位支付一次性伤残就业补助金。一次性工伤医疗补助金和一次性伤残就业补助金的具体标准由省、自治区、直辖市人民政府规定。

（2）伤残补助金　从工伤保险基金按伤残等级支付一次性伤残补助金，标准为：五级伤残为18个月的本人工资，六级伤残为16个月的本人工资。

（3）伤残津贴　对于难以安排工作的伤残职工，由用人单位按月发给伤残津贴，标准为：五级伤残为本人工资的70%，六级伤残为本人工资的60%，由用人单位按照规定为其缴纳应缴纳各项社会保险费。伤残津贴实际金额低于当地最低工资标准的，由用人单位补足差额。

3. 七级至十级伤残职工待遇

职工因工致残被鉴定为七级至十级伤残的，享受以下待遇：

（1）劳动合同　一般不解除劳动合同。劳动、聘用合同期满终止，或者职工本人提出解除劳动、聘用合同的，由工伤保险基金支付一次性工伤医疗补助金，由用人单位支付一次性伤残就业补助金。一次性工伤医疗补助金和一次性伤残就业补助金的具体标准由省、自治区、直辖市人民政府规定。

（2）伤残补助金　从工伤保险基金按伤残等级支付一次性伤残补助金，标准为：七级伤残为13个月的本人工资，八级伤残为11个月的本人工资，九级伤残为9个月的本人工资，十级伤残为7个月的本人工资。

四、职工因工死亡待遇

职工因工死亡，其近亲属按照下列规定从工伤保险基金领取丧葬补助金、供养亲属抚恤金和一次性工亡补助金：

1）丧葬补助金为6个月的统筹地区上年度职工月平均工资。

2）供养亲属抚恤金按照职工本人工资的一定比例发给由因工死亡职工生前提供主要生活来源、无劳动能力的亲属。标准为：配偶每月40%，其他亲属每人每月30%，孤寡老人或者孤儿每人每月在上述标准的基础上增加10%。核定的各供养亲属的抚恤金之和不应高于因工死亡职工生前的工资。供养亲属的具体范围由国务院社会保险行政部门规定。

3）一次性工伤死亡补助金标准为上一年度全国城镇居民人均可支配收入的 20 倍。

伤残职工在停工留薪期内因工伤导致死亡的，其近亲属享受上述第 1）项规定的待遇。一级至四级伤残职工在停工留薪期满后死亡的，其近亲属可以享受上述第 1）项、第 2）项规定的待遇。

五、其他有关规定

职工因工外出期间发生事故或者在抢险救灾中下落不明的，从事故发生当月起 3 个月内照发工资，从第 4 个月起停发工资，由工伤保险基金向其供养亲属按月支付供养亲属抚恤金。生活有困难的，可以预支一次性工亡补助金的 50%。职工被人民法院宣告死亡的，按照职工因工死亡的规定处理。

工伤职工有下列情形之一的，停止享受工伤保险待遇：
1）丧失享受待遇条件的。
2）拒不接受劳动能力鉴定的。
3）拒绝治疗的。

当用人单位经营权变更时，工伤人员的保险赔偿可以继续由以下单位负责：
1）用人单位分立、合并、转让的，承继单位应当承担原用人单位的工伤保险责任；原用人单位已经参加工伤保险的，承继单位应当到当地经办机构办理工伤保险变更登记。
2）用人单位实行承包经营的，工伤保险责任由职工劳动关系所在单位承担。
3）职工被借调期间受到工伤事故伤害的，由原用人单位承担工伤保险责任，但原用人单位与借调单位可以约定补偿办法。
4）企业破产的，在破产清算时依法拨付应当由单位支付的工伤保险待遇费用。
5）职工被派遣出境工作，依据前往国家或者地区的法律应当参加当地工伤保险的，参加当地工伤保险，其国内工伤保险关系中止；不能参加当地工伤保险的，其国内工伤保险关系不中止。
6）职工再次发生工伤，根据规定应当享受伤残津贴的，按照新认定的伤残等级享受伤残津贴待遇。

六、工伤保险待遇常用文书

在工伤伤残能力鉴定后，需要填写递交"工伤保险待遇申请表"（表 5-8），经过批准才能获得相关的工伤保险待遇。

表 5-8　工伤保险待遇申请表

姓名		性别		社会保障号码			
单位名称				联系人		联系电话	
单位编码				工伤部位		工伤时间	
工伤认定书编号				申请认定时间		认定时间	
劳动能力鉴定结论编号				鉴定时间		伤残等级		护理等级	

（续）

申请待遇 项目 （勾选）	□医疗费 发票_____张 金额_____	□住院伙食补助费
	□统筹地外就医交通费 发票____张	□一次性伤残补助金
	□统筹地外就医住宿费 发票____张	□一次性医疗补助金
	□统筹地外就医伙食费	□辅助器具费
	□一次性工亡补助金	□丧葬补助金
	□伤残津贴	□生活护理费
	□鉴定费	

是否因第三人原因造成工伤 □是 □否

单位垫付 项目	1.	已垫付金额：_____元
	2.	已垫付金额：_____元
	3.	已垫付金额：_____元

支付账户信息 （个人）	开户银行	
	户名	
	银行账号	

结果送达方式 （勾选）	□自取 □网上自助查询 □短信送达（填写手机号码：_____） □邮寄送达（填写邮寄地址：_____）

工伤职工 签名	年 月 日	单位意见	（盖章） 年 月 日	社保经办 机构意见	经办人： 年 月 日

注：1. 工亡职工及手部工伤无法签字的工伤职工由家属签名。
　　2. 本表一式一份，由社保经办机构留存。

回答下列问题

【案例分析】

2003年6月6日，何某为某物流有限公司聘用职工，与公司签订劳务协议，约定工作期限为2003年5月29日至2003年12月31日，每月工资为950元。随后，被安置到某有限公司分公司物料部的中转仓库工作，任职仓库操作工。合同期满后，于2004年1月13日续签了一份劳务协议，内容与2003年6月6日签订的劳务协议大体一致，合同期至2004年12月31日。2004年6月14日上午10时左右，何某在工作中不慎被同事开的叉车车轮压伤左脚脚趾。受伤当日，被送往当地医院住院治疗。医院诊断为：左足第1～3趾开放性骨折，左足第4趾裂伤。2004年8月3日，何某治愈出院，共住院50天，用去医疗费17315.9元。公司已为他支付了全部的治疗费及住院护理费。

1. 请问何某的事故处理是按照工伤保险待遇赔偿，还是按照交通事故待遇赔偿？为什么？

2. 请问何某在住院期间还应该得到哪些费用？为什么？

 工伤事故赔偿与工作页

模拟情境：同事张某与某公司签订了劳动协议（实习协议），成为了该公司是一名学徒工。2021年3月10日，公司派他跟随师傅进行油漆施工。在油漆施工时从四层台阶处摔倒在地面上，经医院诊断为颈髓过伸位损伤合并颈部神经根牵拉伤、上唇挫裂伤、左手臂擦伤、左腿皮擦伤。你向高新区劳动和社会保障局提出工伤认定申请，高新区劳动和社会保障局于60日内出具"工伤认定决定书"，随后向社会保险行政部门申请劳动能力鉴定为工伤，并得到相应的职工负伤待遇。

根据提供的模拟工伤事故案例，请你帮助同事张某完成工伤认定申请和工伤保险待遇申请。

1. 你直接向区劳动和社会保障局申请工伤赔偿程序是否合法？

2. 请你帮助同事按照表5-1格式模拟填写"工伤认定申请表"。

3. 你认为高新区劳动和社会保障局根据《工伤保险条例》第＿＿＿条第＿＿＿款第＿＿＿项之规定，属于工伤认定范围，现予以认定（或视同）为工伤。

4. 按照案例描述的情况，根据GB/T 16180—2014《劳动能力鉴定 职工工伤与职业病致残等级》，劳动能力鉴定部门对同事的伤残等级是＿＿＿＿＿＿＿＿级。

请你按照案例描述的情况，帮助填写表5-7"劳动能力鉴定申请表"。

5. 参照《工伤保险条例》，同事可以获得伤残补助金的标准是什么？

请你按照案例描述的情况，帮助填写表5-8"工伤保险待遇申请表"。

项目5学习检查单

检查内容	肯定回答
1. 职业目标	
知道工伤认定的情形	
知道工伤认定的流程	
正确地填写工伤认定申请表	
知道劳动能力鉴定评定标准	
知道工伤保险待遇的标准	
正确地填写劳动能力鉴定申请表、工伤保险待遇申请表	
2. 素养目标	
树立企业员工的诚信意识，诚实劳动、信守承诺、诚恳待人	
遵循工伤保险条例，强化法律责任	
3. 关键能力	
你是否根据已有程序和预定标准，收集、分析和组织完成资料	
你是否依据标准能正确、精确、有效地交流信息	
你是否按计划有组织地活动以完成目标	
你是否能充分使用学习资源完成学习目标	

完成情况

所有上述表格必须是肯定回答。如果不是，应咨询教师是否需要增加学习活动，以达到要求的能力。

教师签字 _____

学生签字 _____

完成日期和时间 _____

附录

学习评估单

附录 A 学习者对学习用书的评估单

请在评估单中相应的栏目内"✓"。

评估项目	评估等级				
	非常赞成	赞成	一般赞成	不赞成	非常不赞成
1. 我对学习用书/学习材料很感兴趣					
2. 学习用书使用说明在开始时有清楚的解释					
3. 学习用书中有明确的能力标准					
4. 学习用书所选内容能够满足能力标准的要求					
5. 学习用书有图片、录像,我明白它们的含义					
6. 学习用书内容与我们现实需求相符					
7. 学习用书内容包括最新资料					
8. 学习用书中有明确的考核目标和考核方法					
9. 学习用书中含有职场安全方面的内容					
10. 学习用书对活动的目的和要求说明清楚					
11. 我能够按照学习用书的学习顺序自学完成鉴定					
12. 教学活动能够有效地帮助我掌握技能					
13. 教学活动具有明显的互动性					
14. 每个活动结束都有文字性的归纳与总结					
15. 学习用书编排版式规范,吸引我					
16. 学习用书使用的文字语言通俗易懂、言简意赅,有对新词汇的解释,利于我自学					
17. 学习用书中有学习方法建议					
18. 学习用书为我完成学习任务提供了足够的信息					
19. 学习用书使我的技能增强					
20. 学习用书使我对今后的工作岗位更有信心					
21. 学习用书提供的视听材料满足我的需求					
22. 我对学习用书提供的视听材料感兴趣					

附录 B　学习者对教学方法的评估单

请在评估单中相应的栏目内"✓"。

评估项目	评估等级				
	非常赞成	赞成	一般赞成	不赞成	非常不赞成
1. 新授课方式比旧的授课方式好					
2. 我对新授课方式感兴趣					
3. 教材中有活动安排计划					
4. 我愿意参加多样化的教学活动					
5. 教学活动能够满足能力标准要求					
6. 教学活动涉及我以前的知识和能力					
7. 教学活动开始前对目的和要求有清楚说明					
8. 教学活动开始前对所需要的材料有清楚说明					
9. 教学活动使用了现有的设备					
10. 教学活动符合工作场所实际情况					
11. 教学活动含有职场安全方面的内容					
12. 教学活动丰富了我的思维					
13. 教学活动加强了我的组织分析能力					
14. 教师在教学活动中给我足够的帮助					
15. 教学活动能够有效地帮助我理解知识和掌握技能					
16. 教师语言通俗易懂					
17. 教师的专业技能示范规范					
18. 教学活动为我完成学习任务提供了足够的信息					
19. 每个活动结束都有归纳与总结					
20. 教学活动有教学方法建议					
21. 鉴定公正适当					
22. 教师教学组织和准备工作好,教学态度友好					
23. 教师很注意学生的反馈					
24. 教师能够以学生需求营造合适的学习气氛					
25. 教师合作/团队教学					
26. 学生与教师的关系较之过去有了很大改善					

参 考 文 献

[1] 陈全. 职业健康与安全管理体系审核员培训教程[M]. 北京：中国计量出版社，2003.
[2] 中国安全生产科学研究院. 职业健康安全管理体系国家注册审核员培训教程[M]. 北京：化学工业出版社，2005.
[3] 刘诗飞，姜威. 重大危险源辨识与控制[M]. 北京：冶金工业出版社，2012.
[4] 李在卿. OHSAS18001十大行业危险源的辨识与风险评价[M]. 北京：中国标准出版社，2006.
[5] 吴宗之，刘茂. 重大事故应急救援系统及预案导论[M]. 北京：冶金工业出版社，2003.
[6] 李美庆. 安全评价员实用手册[M]. 北京：化学工业出版社，2007.
[7] 杰里米·斯坦克斯. 职业健康与安全经理指南[M]. 6版. 北京：电子工业出版社，2003.
[8] "安全与应急科普丛书"编委会. 安全生产事故案例分析[M]. 北京：中国劳动社会保障出版社，2022.
[9] 陈金龙，郑绍成. 安全生产管理概论[M]. 北京：化学工业出版社，2017.
[10] 聂幼平，崔慧峰. 个人防护装备基础知识[M]. 北京：化学工业出版社，2004.
[11] 黄乐平，陈进华. 工伤事故赔偿快速指引[M]. 北京：法律出版社，2007.
[12] 北京飞达安全科技有限公司. 企业员工安全知识必读[M]. 2版. 北京：中国石化出版社，2011.
[13] 人力资源社会保障部教材办公室. 进城务工教育读本[M]. 3版. 北京：中国劳动社会保障出版社，2018.